Klopf-Akupressur

Schnelle Selbsthilfe mit EFT

Robert Rother
Gabriele Rother

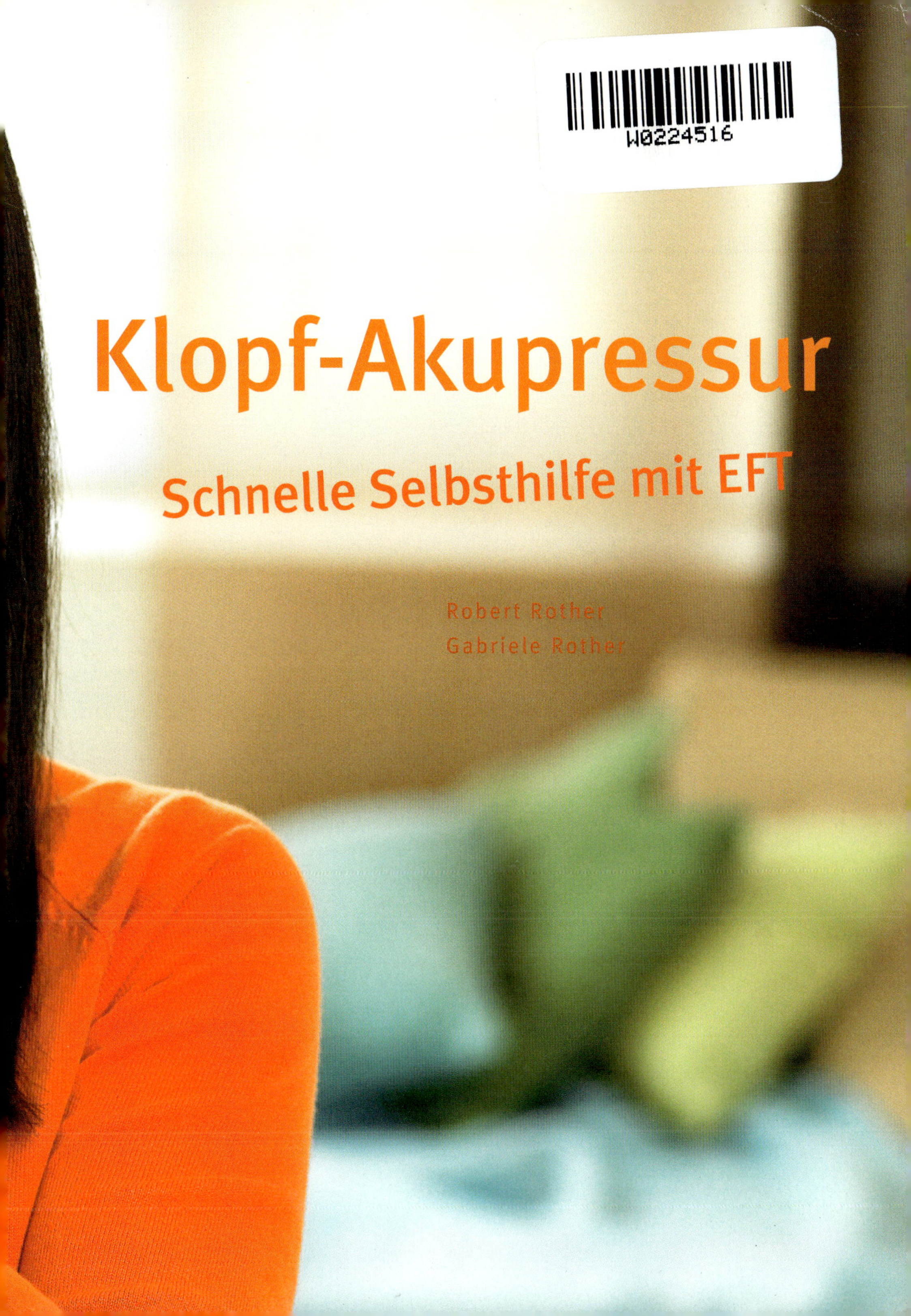

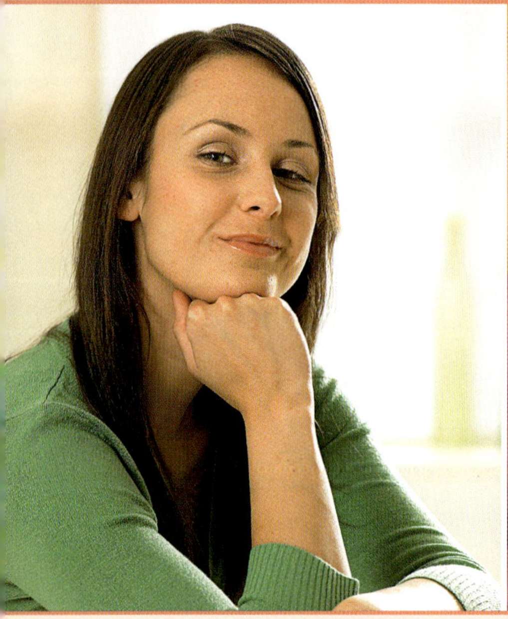
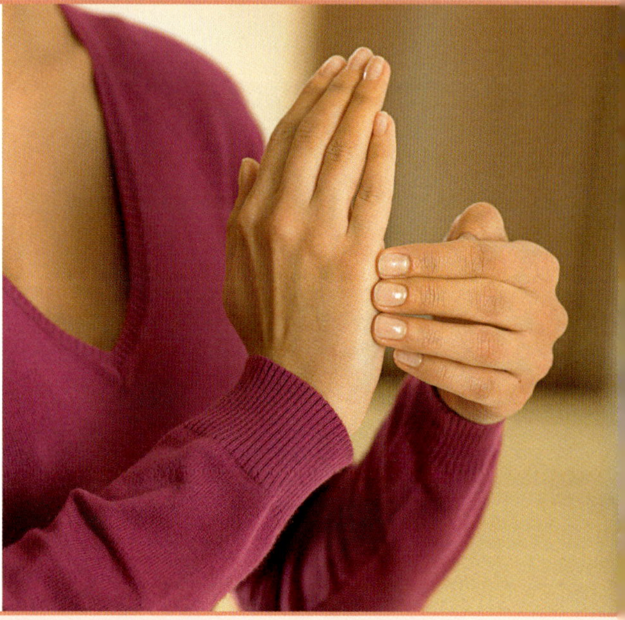

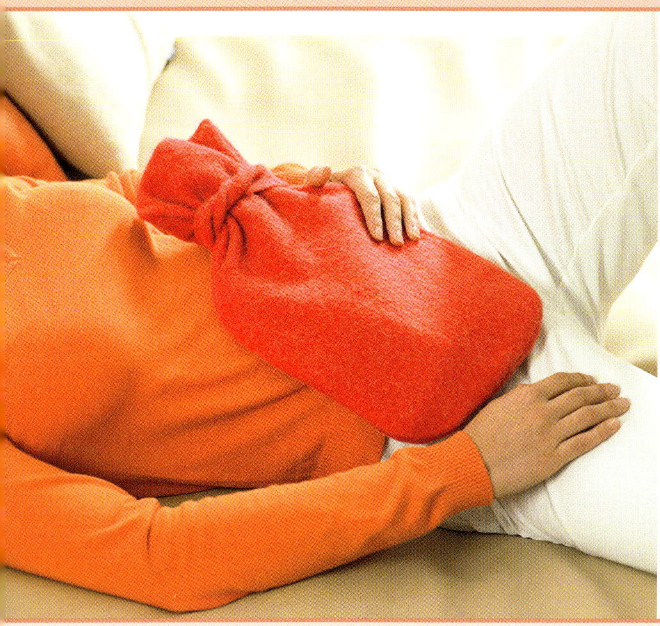

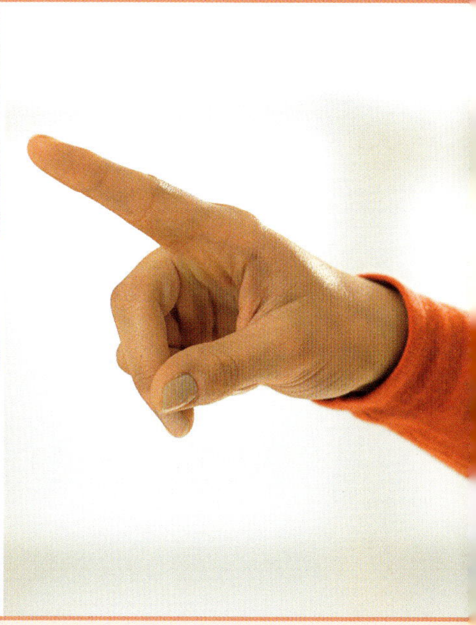

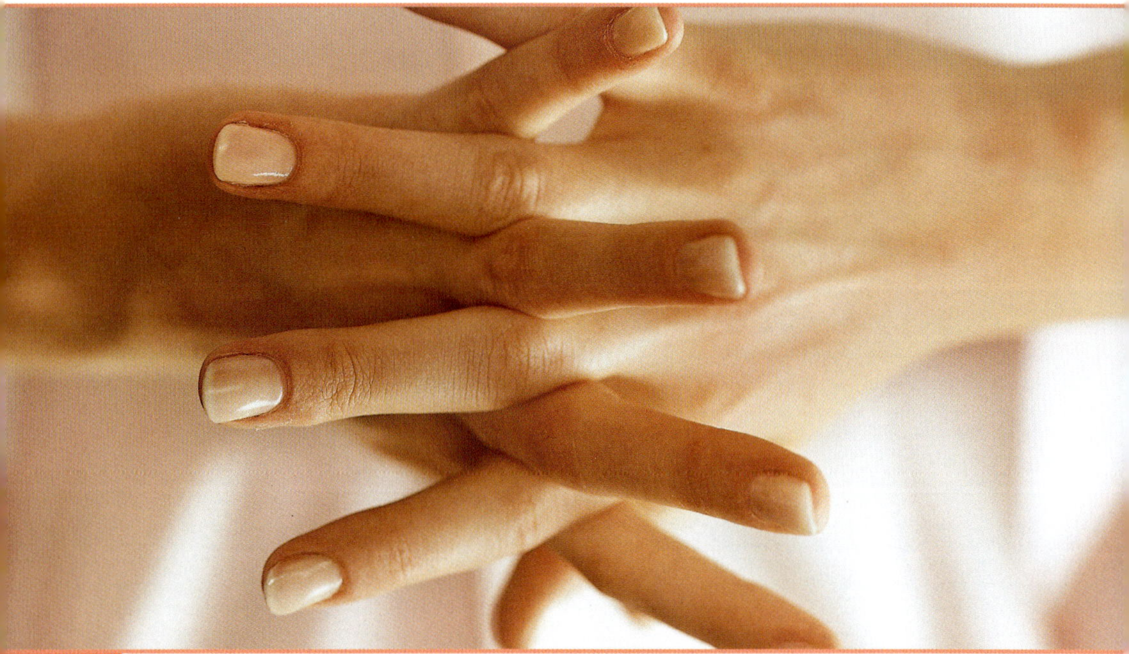

DIE AUTOREN

Robert Rother, ausgebildet als Berufspilot, kam Ende 2001 als Mitarbeiter der europäischen Flugsicherungsbehörde mit Gary Craig und EFT in Kontakt. Er war von der Wirksamkeit dieser Methode so begeistert, dass er die deutsche EFT-Referenzseite und das EFT-Forum (beide Seite 123) aufbaute. Ausgebildet von Gary Craig persönlich, gibt er mittlerweile zusammen mit seiner Frau Gabriele EFT-Ausbildungsseminare im In- und Ausland und schreibt Bücher zu EFT.

Gabriele Rother ist Heilpraktikerin und arbeitet seit 1992 als Therapeutin in eigener Praxis. Seit 2003 wendet sie neben anderen Methoden auch EFT erfolgreich an. Ausgebildet von Maya de Vries und Robert Rother, nutzt sie ihre langjährige Erfahrung in Therapie und Seminarleitung, um mit ihrem Mann Robert insbesondere professionelle Anwender in EFT auszubilden. Zudem hat sie eine Reihe von speziellen EFT-Seminaren zur Auflösung von Blockaden entwickelt, zum Beispiel in den Bereichen Wohlstand und Beziehungen.

Gabriele und Robert Rother sind Mitglieder im EFT-D.A.CH., dem deutschsprachigen Fachverband für EFT-TrainerInnen und -AnwenderInnen, in dem sie aktiv an den Aus- und Fortbildungsstandards von Trainern mitarbeiten.

Ein Wort zuvor

Wer hat nicht schon mal einen Stoßseufzer losgelassen: Wäre ich doch nur diese quälenden Hamsterradgedanken los! Käme ich doch mal von diesen Schuldgefühlen weg! Hätte ich doch nur nicht diese Angst vor dem Zahnarzt! Alle kennen wir negative Emotionen, negative Einstellungen und Glaubenssätze, kennen die kleinen Widerstände und »Ja-aber«, die uns sabotieren.

Eine auf den ersten Blick ungewöhnliche, jedoch äußerst effektive Möglichkeit, sich von diesem seelischen Ballast zu befreien, bietet EFT – Emotional Freedom Techniques® oder die Technik der Emotionalen Freiheit®, wie sie übersetzt heißt. Bei dieser Methode wird eine negative Emotion mithilfe von Klopf-Akupressur bearbeitet.

Einfach zu erlernen, so gut wie in jeder Situation und an jedem Ort anwendbar, innerhalb von Sekunden wirksam, als professionelle Therapiemethode ebenso wie als Selbsthilfewerkzeug einsetzbar – klingt fast zu schön, um wahr zu sein. Und doch beweist EFT Tag für Tag seine Wirksamkeit, was eine Unzahl von Erfahrungsberichten aus aller Welt belegt.

EFT kann belastende Emotionen wie Ängste, Schuldgefühle, Selbstzweifel, Schmerzen oder Folgen von schmerzhaften oder gar traumatischen Erfahrungen für immer auflösen. EFT wirkt oft auch da, wo sonst nichts mehr hilft. Der Stress reduziert sich, Sie werden ruhiger, ausgeglichener und können kreativ und erfolgreich Ihren Alltag meistern und Ihre Ziele verwirklichen.

Diese einfache Methode möchten wir Ihnen in diesem Buch vorstellen. Sie hat unser Leben und das vieler Menschen, die wir in dieser Methode unterrichtet haben, auf ungeahnte Weise verändert und kann auch Ihnen den Weg bereiten, innere Wunden endlich zu heilen, hinderliche Glaubenssätze aufzulösen, Ihren Alltag besser zu bewältigen und das zu tun und zu erfahren, was Ihr Leben wirklich lebenswert macht.

Wir wünschen auch Ihnen viel Erfolg mit EFT!

Robert Rother
Gabriele Rother

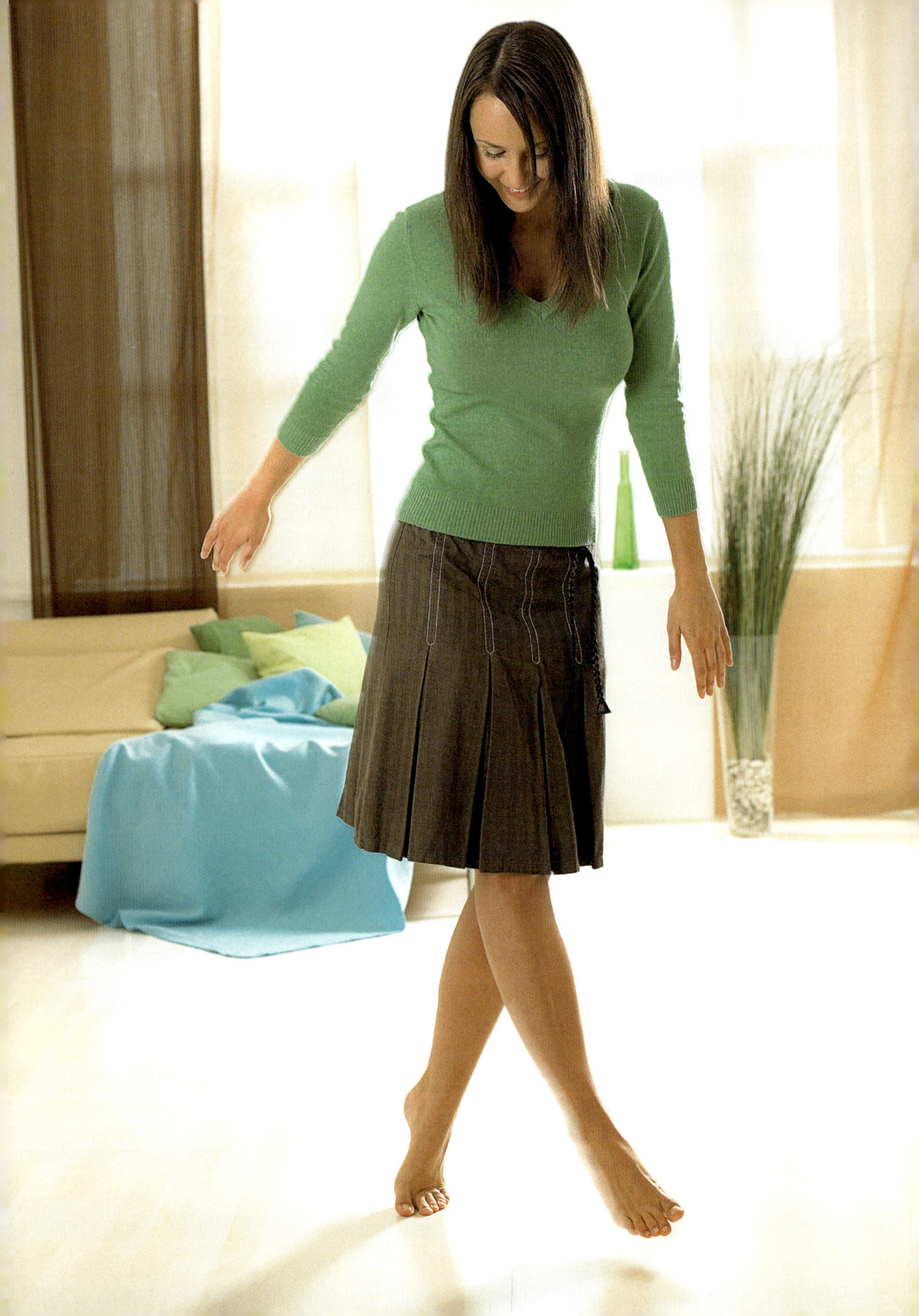

Frei von negativen Gefühlen

Um im emotionalen Gleichgewicht zu sein, müssen die Körperenergien frei fließen. EFT kann helfen, vorhandene Blockaden aufzulösen – effektiv, schnell und nur mit den Händen als Werkzeug. Eine Methode, die Sie auch ohne besondere Vorkenntnisse und große Übung erfolgreich anwenden können. Wie EFT wirkt und wie einfach sich diese Wirkung erklären lässt, das erfahren Sie in diesem Kapitel.

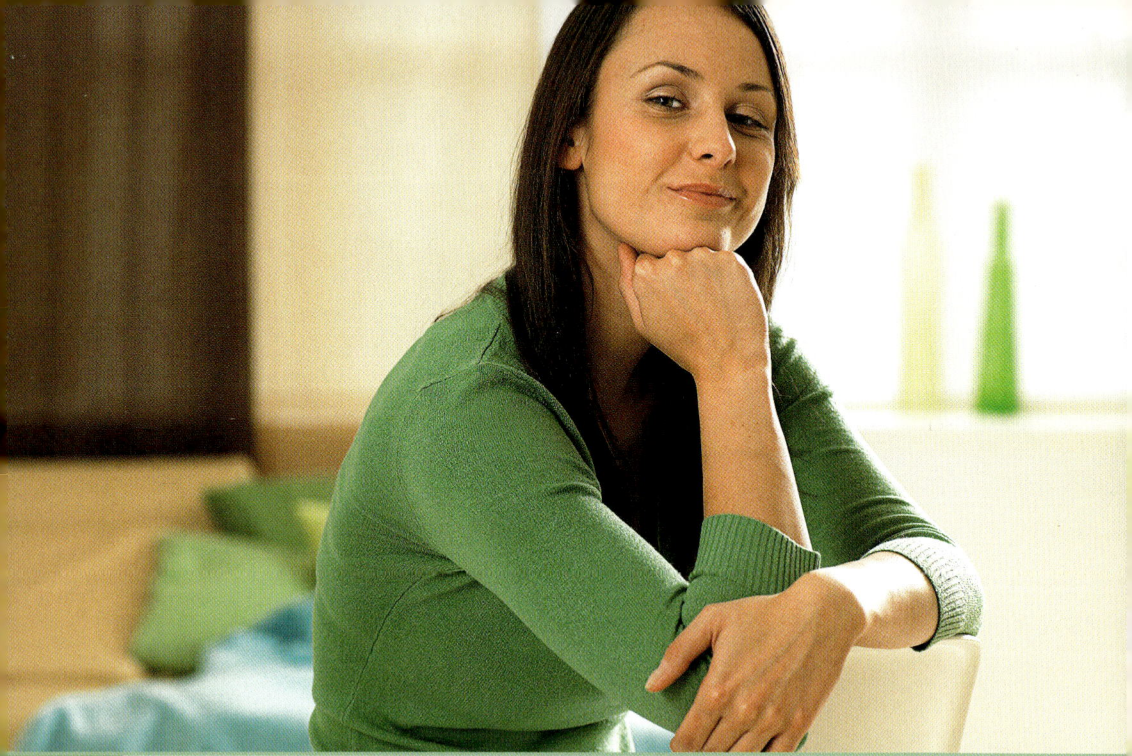

Helfen Sie sich selbst

Würden Sie Sorgen, Ängste oder Schmerzen gern einfach wegklopfen? Ihr Leben damit von Stress befreien und mit mehr Lebensfreude erfüllen? Dann könnte Ihnen EFT gefallen – Emotional Freedom Techniques®, die Technik der Emotionalen Freiheit®. Diese auch »Klopf-Akupressur« genannte Methode ist ein erstaunlich einfaches Werkzeug, das bemerkenswert tief greifende Ergebnisse erzielen kann – und das meist in kurzer Zeit und häufig auch dort, wo alles andere bisher versagte.
Die Technik ist wirklich kinderleicht: Bestimmte Akupunkturpunkte im Gesicht und am Körper werden rhythmisch in einer immer gleichen, festgelegten Reihenfolge beklopft, während man das zu behandelnde Problem formuliert und sich emotional damit verbindet.

Wenn Sie sich durch etwas gekränkt, verletzt oder bedrängt fühlen, wenn Sie sich ärgern, verängstigt oder frustriert sind, Ihnen etwas unter die Haut geht, auf den Magen schlägt, den Schlaf raubt, wenn etwas Sie traurig, depressiv, müde, nervös oder mutlos macht – immer dann kann Ihnen EFT helfen, Ihr Problem nicht nur in den Griff zu bekommen, sondern es sogar vollständig aufzulösen. Und das für immer!

Mit EFT ins emotionale Gleichgewicht

Sich so einfach von einem Problem zu befreien – wie kann das funktionieren? Der Grundsatz, auf dem EFT basiert, lautet: »Jedes negative Gefühl, ob physisch oder emotional, beruht auf einer Störung im körpereigenen Energiesystem. Löst man diese Störung auf, verschwindet auch das negative Gefühl.« Um es mit einem Bild auszudrücken: Jedes Ereignis, das Sie belastet – Ihr Chef hat Sie zum Beispiel auf unfreundliche Weise kritisiert –, wirkt wie ein Ast, der in einen Bachlauf fällt. Ergebnis: Das Wasser, also Ihre Körperenergie, kann nicht mehr frei fließen. Es entstehen Stauungen und Stockungen, die zu kleineren Verstimmungen führen, aber auch größere Beeinträchtigungen oder sogar körperliche Beschwerden auslösen können – je nachdem, wie viele Äste eben in Form von Verletzungen, negativen Glaubenssätzen und Ähnlichem im Lauf der Zeit in den Bach fallen.

EFT entfernt sozusagen Ast für Ast und stellt den Energiefluss wieder her. Dabei spielt es keine Rolle, ob ein Ast (ein Problem) groß oder klein ist, ob er gerade erst oder schon vor Jahrzehnten in den Bach gefallen ist. Der Effekt ist derselbe. So wird Erstaunliches möglich: Ein tiefes Kindheitstrauma kann auf dieselbe einfache Weise mit Klopf-Akupressur aufgelöst werden wie der Ärger über den unfairen Chef. Für unser Energiesystem macht es keinen Unterschied – denn »Ast bleibt Ast«, Störung bleibt Störung.

Nicht ausweichen, sondern die Störung beheben

Normalerweise lösen wir Probleme unterschiedlichster Art, indem wir – um im Bild des Bachs zu bleiben – Umleitungen bauen, also versuchen, einer belastenden Situation auszuweichen. Nehmen wir an, jemand hat Angst, mit dem Fahrstuhl stecken zu bleiben. Vielleicht nimmt er einfach grundsätzlich immer die

Treppe. Oder er akzeptiert den Ast im Bachlauf, stellt sich also der Situation, und versucht, durch ruhiges Atmen und beruhigende Gedanken wie »Es wird schon alles gut gehen« die Fahrt im Aufzug einigermaßen unbeschadet zu überstehen. Doch die eigentliche Störung behebt er dadurch nicht.

EFT dagegen setzt an der Wurzel des Problems an – eben an der Störung oder Blockade im Energiesystem. Der Ast soll tatsächlich entfernt werden, die Blockade vollständig verschwinden. Durch das Beklopfen der Akupunkturpunkte kann die Körperenergie wieder ungehindert fließen. Das Gehirn verarbeitet quasi im Zeitraffer das Problem, woran es vorher durch die Blockade gehindert wurde. Die Angst, Aufzug zu fahren, wird nach der EFT-Behandlung verschwunden sein. Sie weicht einer Reaktion, die der Situation angemessen ist.

Nur auf diese Weise kann alles aufgelöst werden, was irgendwie mit negativen Emotionen verknüpft ist, seien es emotionale Probleme (beispielsweise ein-

INFO

BEI DIESEN PROBLEMEN IST EFT BESONDERS WIRKUNGSVOLL

EFT lässt sich grundsätzlich für (fast) alles einsetzen. Hier einige Beispiele für Probleme und Störungen, bei denen EFT besonders erfolgreich angewendet wird:

- **Emotionale Probleme:** Stress, Ängste und Phobien aller Art, etwa Flugangst oder Angst, vor Publikum zu sprechen, Höhenangst oder Angst, Auto zu fahren, Angst vor dem Zahnarzt, Klaustrophobie, Sozialphobie, Trauer, Kummer, Depression, Eifersucht, Schuldgefühle, Beziehungsprobleme, mangelndes Selbstwertgefühl, Enttäuschung, Süchte, Minderwertigkeitskomplexe, Wut, Essstörungen und Gewichtsprobleme, Missbrauch, Schüchternheit sowie Probleme nach Traumata aller Art.
- **Körperliche Beschwerden:** akute und chronische Schmerzen, Migräne, Rückenbeschwerden, Bewegungseinschränkungen, Allergien, chronische Krankheiten wie Multiple Sklerose, Morbus Crohn, Krebs, Asthma, Hauterkrankungen, Immunschwäche, PMS (Prämenstruelles Syndrom), Menstruationsprobleme, Potenzstörungen, Entzündungen, Bluthochdruck, Herzprobleme, Folgen von Unfällen.
- **Mentale Herausforderungen:** Leistungsdruck, Auflösung von Sabotagemustern, Versagensängste, Angst, in der Öffentlichkeit zu sprechen, Lernblockaden, Verbesserung von sportlichen und beruflichen Leistungen, Selbstmotivation.

gefahrene, hinderliche Denkstrukturen, Ängste oder Traumata), körperliche Beschwerden, hier vor allem psychosomatische (etwa akute oder chronische Schmerzen oder Allergien) oder mentale Probleme in Form von Glaubenssätzen (»Ich kann das nicht!«), die zum Beispiel verhindern, dass wir ein angestrebtes Ziel erreichen (Kasten Seite 10).

Universell und jederzeit einsetzbar

Kurz: EFT ist ein geniales Universalwerkzeug, das von Laien zur Selbsthilfe ebenso eingesetzt wird wie von professionellen Anwendern – als alleinige Methode oder auch begleitend zu anderen Techniken und Therapien. So wenden es beispielsweise Zahnärzte an, um ihren Patienten die Angst vor dem Bohrer zu nehmen. Heilpraktiker setzen es in Verbindung mit homöopathischen Mitteln oder anderen Methoden ein. Und Psychologen nutzen es im Zusammenhang mit einer Gesprächstherapie.

Mit EFT können Sie sich selbst ebenso helfen wie Freunden oder Familienangehörigen. Egal, ob Sie Ihren Schluckauf klopfen oder die Wut darüber, im Stau zu stehen oder dass Sie Ihre Schlüssel schon wieder nicht finden, Ihr Kind krank ist, sich Kopfschmerzen bemerkbar machen oder Ihr Chef schon wieder Überstunden fordert: Klopfen Sie! Alles, was in irgendeiner Weise eine negative Emotion in Ihnen hervorruft, können Sie mit EFT bearbeiten. Tatsache ist: EFT wirkt in der Regel schnell, Sie brauchen keinerlei Vorbereitungen, Sie können sofort etwas für sich und andere tun. Damit sind Sie einer Situation nicht mehr hilflos ausgeliefert, denn EFT lässt sich (fast) überall anwenden. »Oje, dann bin ich ja nur noch am Klopfen!«, werden Sie jetzt vielleicht stöhnen. Am Anfang mag das so sein. In der Regel sind ja auch viele Äste aus dem Bach zu fischen. Wenn Sie konsequent alles klopfen, was Ihnen irgendwie quer kommt, dann werden Sie nach kurzer Zeit gelassener reagieren – und viel weniger zu klopfen haben. Sie werden überrascht sein, wie schnell sich Störungen auflösen können.

Es gibt täglich mehr Berichte von so genannten »Minutenwundern«, in denen ein Problem in einer einzigen Sitzung mit einem einzigen »Klopfdurchgang« (Seite 32) durch EFT aufgelöst werden konnte. Deshalb können wir Sie nur motivieren: Legen Sie los und probieren Sie's aus! EFT hat keine Nebenwirkungen – Sie werden sich hinterher nur besser fühlen.

Geringer Aufwand, große Wirkung

Ein Klopfdurchgang – bei dem in der Regel neun Akupunkturpunkte in einer festgelegten Abfolge geklopft werden, während man dazu sein Problem formuliert – dauert zwischen 60 und 90 Sekunden. In den meisten Fällen stellt sich schon nach dieser kurzen Zeit eine erste Erleichterung ein. Die Reaktionen sind vielfältig und individuell. Manche Menschen sind glücklich, weil sie wieder durchatmen können, andere finden ihr Problem plötzlich nur noch zum Lachen. Viele berichten auch von einem deutlichen Gefühl, dass »etwas« ihr System verlassen hat – eine Blockade, die einem Gefühl der Leichtigkeit weicht, ein Stein, der vom Herzen fällt … Oft kann man sich nicht einmal mehr recht vorstellen, warum man ein Problem vor einer Minute noch so tragisch genommen und als absolut unlösbar empfunden hat.

Nicht selten verschwinden nach wenigen Klopfdurchgängen auch lang anhaltende Beschwerden. Darüber sind viele Menschen erst einmal verblüfft und schütteln ungläubig den Kopf. Aber die erzielten Erfolge sprechen für sich. Zudem bleiben sie stabil und dauerhaft – wenn eine Angst oder Phobie aufgelöst ist, kommt sie auch nicht wieder. Natürlich müssen Sie sich erst mit der Technik von EFT und den verschiedenen Varianten (ab Seite 44) vertraut machen. Und selbstverständlich dürfen Sie Ihre Probleme nicht verdrängen, sondern müssen sich ehrlich und offen mit ihnen auseinandersetzen. Das ist einfacher, als Sie momentan vielleicht denken mögen. Sie bezweifeln das? Probieren Sie es einfach aus!

Ein EFT-Klopfdurchgang umfasst Punkte aller Hauptmeridiane, bekannt aus der Akupunktur.

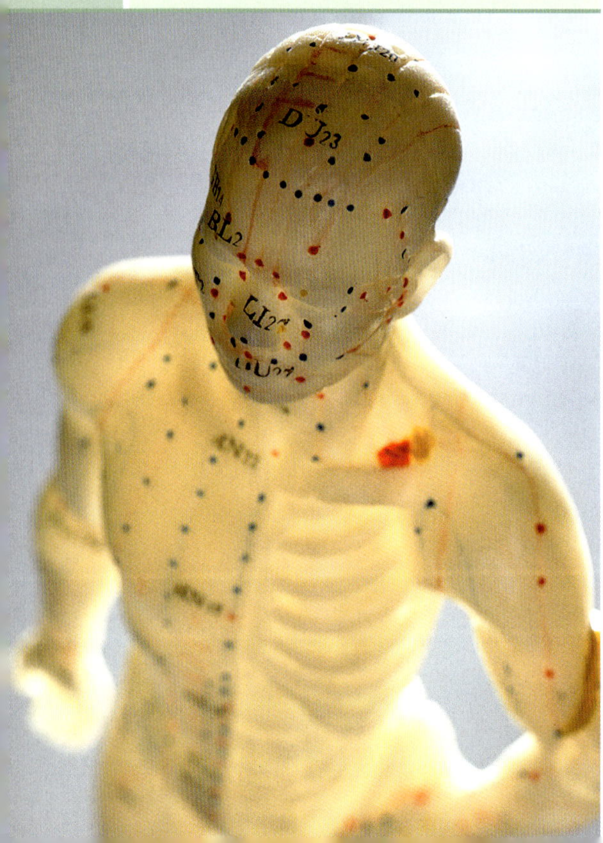

Finden Sie Ihre persönlichen Blockaden

EFT ist sehr effektiv. Dennoch ist es kein Wundermittel. Trotz seiner Unkompliziertheit erfordert diese Methode einen gewissen Einsatz, wenn Sie eine dauerhafte Wirkung für Ihr Gesamtbefinden erzielen möchten. Schließlich müssen Sie Ihre persönlichen »Äste«, also die energetischen Blockaden aus der Vergangenheit, finden, die überall in Ihrem System verteilt sind. Auf diese Weise können Sie sich Schritt für Schritt von altem Seelenballast befreien. Manches lässt sich verblüffend schnell und einfach beseitigen. Manches benötigt aber auch mehr Geduld, Ausdauer und bisweilen vielleicht auch die Hilfe professioneller EFT-Anwender. Vor allem bei schwer wiegenden Traumata sollten Sie darauf zurückgreifen.

Außergewöhnliche Resultate bei Traumata

Erst die Behandlung schwer wiegender seelischer Erschütterungen zeigt die außerordentlichen Fähigkeiten von EFT. Selbst wenn andere Methoden und Therapien längst versagt haben, werden mit der Klopf-Akupressur unglaubliche Erfolge erzielt. Das belegen neben empirischen Ergebnissen von Gary Craig (Seite 15) zahlreiche weitere Studien (Seite 22).

Kaum jemand bleibt von schrecklichen, schmerzhaften Situationen verschont, sei es ein schwerer Unfall, der überraschende Tod eines nahe stehenden Menschen, eine lebensbedrohende Krankheit oder ein schwerer Schock. Ein Teil dieser traumatischen Erinnerungen verblasst im Lauf der Zeit, das ist eine natürliche Überlebensstrategie. Manche Situationen jedoch scheinen einem gar nicht aus dem Kopf gehen zu wollen. In der Erinnerung an sie wird das gleiche schmerzhafte Gefühl durchlebt wie während des Ereignisses selbst. Die Blockade, die durch das Ereignis damals erzeugt wurde, liegt ja noch immer wie der Ast im Wasser und verhindert, dass das negative Gefühl bearbeitet werden und die Energie wieder frei fließen kann.

Es gibt immer neue Untersuchungen und Erfahrungen aus der Praxis, die zeigen, dass schwere Traumata, deren Behandlungen sich normalerweise über anderthalb Jahre und länger hinziehen, mit EFT in fünf bis zehn Sitzungen aufgearbeitet werden können. Lesen Sie dazu auch den Abschnitt »Traumata hinter sich lassen« ab Seite 77.

URALTE WURZELN

Das Wissen, das die Menschen sich heute im Zusammenhang mit alternativen Therapietechniken zunutze machen, hat seinen Ursprung in der Traditionellen Chinesischen Medizin (TCM). Vor etwa 4500 Jahren entdeckte man, dass Körperenergien durch Bahnen fließen, so wie Blut durch Adern, Lymphe durch Lymphbahnen und Reize durch Nervenbahnen. Diese Energieleitbahnen werden Meridiane genannt (Abbildung Seite 12). Schon damals wurde erkannt, dass eine Blockade des Energieflusses für die Entstehung von Krankheit und Schmerz von entscheidender Bedeutung ist. Mittlerweile ist auch wissenschaftlich bewiesen, dass die Energiekreisläufe der Meridiane mit allen anderen Kreisläufen des Körpers in enger Wechselbeziehung stehen, besonders mit dem Blutkreislauf. So entstanden Akupunktur und Moxibustion (dabei werden die Akupunkturpunkte speziell erwärmt), um nur zwei Techniken zu nennen, die den Energiefluss regulieren, indem sie fehlende Energie zuführen und überschüssige Energie ableiten.

Die alten Chinesen wussten, dass Körper und Psyche sich gegenseitig beeinflussen, da unmittelbare Zusammenhänge zwischen den hormonellen, neuralen, muskulären und wahrnehmenden Systemen und dem Meridiansystem bestehen. Deshalb lassen sich alle Arten von Störungen über das Energiesystem behandeln. Dieses alte Wissen wird längst auch in der »neuen« Welt genutzt.

DAS WAR DER ANFANG: DIE GESCHICHTE VON MARY

In den Achtzigerjahren suchte eine junge Frau (wir nennen sie Mary) in den USA den Psychotherapeuten Dr. Roger Callahan auf. Ihr Problem war eine Wasserphobie, also die Angst vor Wasser in jeder Art. Stellen Sie sich vor, Sie bekämen eine Panikattacke, wenn Sie auf der Straße vom Regen überrascht würden oder sich einfach nur duschen wollten! Eines Tages bot ihr Callahan zur Linderung ihrer starken Magenschmerzen an, einen bestimmten Punkt unter ihren Augen mit seinen Fingern leicht zu stimulieren. Diese Methode hatte er gerade im Rahmen eines Lehrgangs bei dem Chiropraktiker Dr. George J. Goodheart gelernt. Dieser hatte folgenden Zusammenhang zwischen Stress und den Muskelfunktionen entdeckt: Stress setzt Muskelfunktionen für kurze Zeit außer Kraft, indem er die in den Nervenbahnen fließenden elektrischen Ströme unterbricht. Die Folge: Der Muskel wird schwach. Zudem fand er heraus, dass sich Beschwerden besserten, wenn die dem schmerzenden Organ zugeordneten Akupunkturpunkte auf den Meridianen beklopft werden. Aus diesen Erkenntnissen entwickelte George Goodheart die Kinesiologie, eine Methode, die den Muskeltest zur Diagnose und Therapie nutzt. (Ein ausgestreckter Arm wird schwach und lässt sich sehr leicht nach unten drücken, wenn die zu behandelnde Person an etwas denkt, das ihr unangenehm ist oder Stress bereitet. Der Arm bleibt stark, wenn die Person etwas denkt, das positiv für sie ist.) Mary willigte ein. Nach kurzem Klopfen unter dem Auge lief sie in den Garten, kniete am Swimmingpool nieder, spritzte sich freudig Wasser ins Gesicht und rief: »Es ist weg, Roger, es ist weg!« Heute verbringt Mary ihre Urlaube gern auf Kreuzfahrten.

UND SO GING ES WEITER

Roger Callahan nutzte nicht nur die Grundlagen von George Goodheart, sondern auch die Entdeckungen von Dr. John Diamond, der herausfand, dass Zusammenhänge zwischen Blockaden in bestimmten Meridianen und Emotionen bestehen, die diesen Meridianen zugeordnet sind: etwa Lebermeridian und Wut, Nierenmeridian und Angst. Callahan entwickelte aus dieser Erkenntnis heraus TFT – Thought Field Therapy, die Gedankenfeldtherapie. Diese Bezeichnung wählte er, weil er alle Einflüsse, die im Menschen bestimmte emotionale Reaktionen hervorrufen, als Gedankenfelder betrachtet. TFT besteht aus unterschiedlichen Klopfsequenzen, die durch Muskeltests bestimmt und überprüft werden. So erfolgreich diese neue Methode in den Händen geschulter Therapeuten auch ist, als Selbsthilfetechnik war und ist sie zu kompliziert. Doch der Grundstein war gelegt.

GARY CRAIG – DER ENTWICKLER VON EFT

Gary Craig, Ingenieur und Absolvent der renommierten Stanford University, lernte neben vielen anderen psychologisch orientierten Verfahren auch TFT bei Roger Callahan kennen. Er erahnte in dieser komplexen und technisch anspruchsvollen Methode schnell ganz neue Möglichkeiten. Was ursprünglich wie eine Art Geheimtechnik restriktiv und höchst kommerziell entwickelt und weitergegeben wurde, reduzierte Craig Anfang der 90er Jahre durch sein hervorragendes analytisches Geschick auf ein ganz einfaches und für jedermann nutzbares Verfahren. Er fand heraus, dass sich die Wirkung des Klopfablaufs nicht vermindert, wenn er sich auf wenige Hauptpunkte beschränkt. Zudem stellte er fest, dass derselbe Klopfvorgang den Energiefluss in allen Meridianen wieder herstellt. Die von Callahan eingesetzten Muskeltests wurden überflüssig. Gary Craig nannte seine Entwicklung EFT und setzte seine ganze Energie in die weitere Erforschung und Verbreitung – mit wachsendem Erfolg. Unter anderem wurde er in ein Heim für Kriegsveteranen mit schweren bis schwersten posttraumatischen Zuständen eingeladen, um mit ihnen EFT zu praktizieren. Die Ergebnisse waren Aufsehen erregend! Die posttraumatischen Symptome, etwa extreme Schlafstörungen oder Höhenangst, reduzierten sich bei allen Probanden, bei manchen sogar eklatant. Er hat eine Reihe Schulungsvideos herausgebracht, auf denen auch Teile dieser Sitzungen dokumentiert sind. Seine Erfolge sprachen sich herum, und EFT verbreitete sich vor allem in den englischsprachigen Ländern sehr schnell. Inzwischen hat es auch bei uns einen beachtlichen Bekanntheitsgrad erlangt.

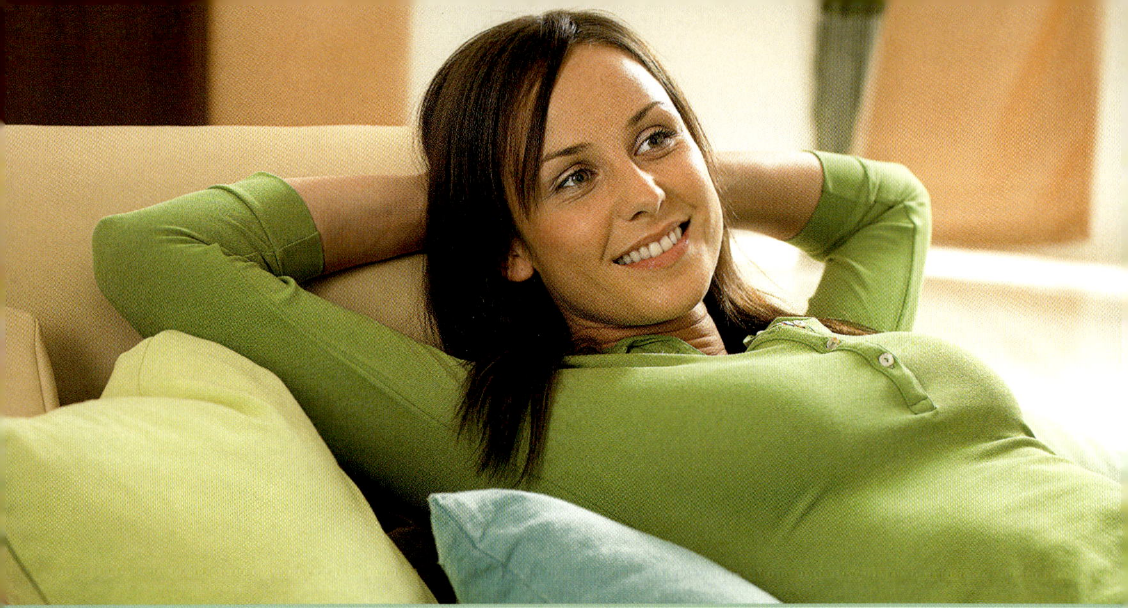

Finden Sie Ihr Gleichgewicht

Heitere Gelassenheit, eine gute Gesundheit, Vitalität und Lebensfreude sind Zeichen dafür, dass ein Mensch im emotionalen und mentalen Gleichgewicht ist. Manch einen wirft so leicht nichts aus der Bahn, ein anderer lässt sich dagegen schnell aus dem Gleichgewicht bringen. Emotionen und Gedanken, Erfahrungen und Glaubenssätze sind wesentliche Faktoren, die darüber bestimmen, ob und in welchem Maß wir inneren und äußeren Frieden erleben oder wie sehr wir unter Spannungen und Stress leiden.

Stress und Stress sind zweierlei

Jeder von uns hat schon einmal in irgendeiner Form Stress erlebt und unter Stress gelitten. Aber was ist Stress eigentlich? Ganz einfach: Stress ist primär eine hormonelle Reaktion auf ein Ungleichgewicht zwischen einem Ist- und einem Sollzustand. Stress kann positiv sein, weil die hormonelle Reaktion wach macht und anspornt, ein angestrebtes Ziel auch zu erreichen. Er kann aber auch negativ sein, wenn der Abstand zwischen Ist und Soll zu groß erscheint und das Soll nicht in angemessener Zeit erreicht werden kann. Denn dann fehlt der positive Ausgleich durch die Ausschüttung von Glückshormonen (die Endorphine), die uns beruhigen, nachdem wir den Sollzustand erreicht haben. Ein Beispiel: Sie haben die Idee, Ihre Wohnung neu zu streichen. Das versetzt Sie in freudige Erregung – auch das ist schon Stress, aber von der positiven Sorte. Dieser Stress treibt Sie an, morgens früh aufzustehen, alles wegzuräumen, was im Weg ist, Farbe, Pinsel und Farbroller zu besorgen und sich ans Streichen zu machen. Je näher Sie Ihrem Ziel kommen, desto mehr Glückshormone werden produziert, um die Stresshormone zunehmend auszugleichen – bis Sie sich entspannt zurücklehnen und an Ihrer frisch gestrichenen Wohnung erfreuen können. Die Glücks- und die Stresshormone halten sich also bis zur nächsten Herausforderung die Waage. Kommt Ihnen allerdings etwas in die Quere – Sie entdecken in einer Ecke Schimmel, es muss neu verputzt werden, ein Extraaufwand, der zusätzlich Geld und Zeit kostet – dann steigt der Stresslevel immer mehr, da keine ausgleichenden Glückshormone ausgeschüttet werden. Selbst wenn Sie mit der Arbeit fertig sind, kommt keine richtige Freude auf. Die Stresshormone werden nicht völlig abgebaut, Sie können nicht wirklich entspannen und Ihren Erfolg genießen. Das ist dann die Form von negativem Stress, der letztlich krank macht.

Der negative Stress – ein Krankmacher

Unser körpereigenes Stressregulierungssystem beginnt zu arbeiten, sobald es erkennt, dass der Ist- vom Sollzustand zu sehr abweicht: Wir reagieren gestresst. Das kann durch intensive emotionale Erfahrungen, Veränderungen im Lebensablauf, Wettereinflüsse oder durch bestimmte elektromagnetische Störfelder geschehen. Der negative Stress setzt die Spirale in Gang, welche die Immunabwehrkräfte schwächt und schädigende hormonelle und biochemische Reaktionen auslöst. Das wiederum beeinflusst beispielsweise das Verdauungssystem, das Herz-Kreislauf-System, das Nerven- oder das Muskel- und Knochensystem. Die Folge können Beschwerden und Krankheiten wie Kopfschmerzen, Rückenprobleme, Magen-Darm-Leiden, Infekte und Infarkte sein. Auf lange Sicht können sogar Krebs und andere Autoimmunerkrankungen durch diese Form von Stress begünstigt werden.

Auf positiven Stress umschalten

Mit EFT können Sie es schaffen, Ihre Hoffnung und Ihr Vertrauen in Ihre Fähigkeiten aufzubauen und zu stärken, sodass Sie Ihre gewünschten Ziele auch verwirklichen können. Damit löst sich auch der krank machende Stress ganz von selbst auf. Dabei ist es unerheblich, ob Sie etwas tatsächlich erreichen können. Denn schon der negative Gedanke und der Zweifel verschieben ein Ziel häufig in unerreichbare Ferne.
Lösen Sie also diese negativen Emotionen, Gedanken und Zweifel auf. Damit rückt der erwünschte Sollzustand wieder in greifbare Nähe. Der ursprünglich negative Stress wird positiv eingesetzt und verwandelt sich in Antriebskraft, Lebenslust und Enthusiasmus – und durch die Ausschüttung von Glückshormonen in Freude, wenn Sie Ihr Ziel erreicht haben!

Stress beeinflusst die Hormonproduktion

Mit EFT haben Sie also ein gewichtiges Werkzeug in der Hand – und das buchstäblich –, um sich von belastenden Emotionen wie Stress oder Ärger zu befreien und Ihren Energiefluss zu regulieren. Da Stress unmittelbaren Einfluss auf die Hormonausschüttung hat, greifen Sie indirekt in die Hormonproduktion ein und bringen damit Ihre Hormone wieder ins Gleichgewicht. Mit mehr Gelassenheit fällt es Ihnen leichter, auf eigene Anforderungen und auf die aus Ihrem Umfeld angemessen zu reagieren. Hamsterradgedanken, Schlaflosigkeit, Gereiztheit, Herzrasen, Schwindel, Sodbrennen, Müdigkeit und Depressionen sind keine belastenden Themen mehr für Sie.

Die Wirkung von EFT auf Blutbild und Laborwerte

Sie wissen jetzt, dass alle unsere Emotionen und Gedanken eine unmittelbare Wirkung auf unser Körpersystem und hier besonders auf die Ausschüttung von Hormonen haben. Sätze wie »Da läuft mir die Galle über«, »Ihm läuft eine Laus über die Leber«, »Mein Blut kocht«, »Der Puls rast«, »Das geht mir an die Nieren« drücken sehr deutlich aus, was Emotionen mit Ihren klinischen Körperwerten machen. Und diese Werte sind messbar! Da Sie mit EFT die energetischen Blockaden in Ihrem Meridiansystem auflösen, können Sie einen Großteil

SO BEEINFLUSST STRESS DIE HORMONPRODUKTION

INFO

Unser Gehirn und die Körperdrüsen reagieren auf Stress durch vermehrte Ausschüttung von Hormonen. Diese beeinflussen den Stoffwechsel und den Wasserhaushalt, stimulieren das Herz, erhöhen den Blutdruck und den Puls und verengen bestimmte Blutgefäße, um die Blutversorgung von Muskeln und Gehirn sicherzustellen. Gleichzeitig werden Verdauungstrakt und innere Organe minderversorgt. Stresshormone wie zum Beispiel Cortisol oder Adrenalin erhöhen den Blutzuckerspiegel, indem sie die Leber anregen, mehr Glucose (und Cholesterin) zu produzieren und in das Blut auszuscheiden, um die Zellen mit der Energie zu versorgen, die sie benötigen.

»entglittener« Laborwerte innerhalb kürzester Zeit in einen normalen, gesunden Bereich zurückholen und dort halten.
Überzeugen Sie sich selbst davon, indem Sie zu Beginn Ihres neuen Weges mit EFT einen Labortest machen und diesen nach zwei bis drei Monaten wiederholen lassen. Sollten Sie übrigens Angst vor der Spritze haben, dann wenden Sie doch gleich EFT an. Aber auch ein winziger Piekser in die Fingerkuppe reicht, um einen mikroskopischen Blutausstrich anzufertigen, von dessen positiver Veränderung Sie und Ihr medizinischer Begleiter überrascht sein werden.

Energiepsychologie und die Wissenschaft

Jeder, der sieht, wie jemand mit panischer Angst vor Schlangen oder mit Höhenangst nach 20 Minuten Klopfen ruhig eine Schlange tätschelt oder an den Rand eines hohen Balkons tritt, wird sich fragen, was da passiert ist. Natürlich reagiert auch der Großteil der Psychotherapeuten skeptisch, wenn er hört, dass neue Methoden eine fast sofortige Lösung für jahrelange Probleme bringen sollen. Nicht nur, dass die Prozeduren der Energiepsychologie aus dem allgemeinen Rahmen fallen. Es wird einfach davon ausgegangen, dass eine Therapie nicht so schnell funktionieren *kann.* Aus der Sicht der klassischen Psychotherapeuten braucht es Zeit, um gegenseitiges Vertrauen herzustellen und die Frühstadien des Problems auszuloten. Um die Bedeutung der Symptome und die aktuelle Belastung herauszufinden und um festzustellen, welche therapeutischen Maßnahmen greifen. Erst danach können sie angewendet, beobachtet und überprüft werden. Dieses langwierige Verfahren erübrigt sich jedoch bei energiepsychologischen Therapiemethoden – und die Forschungsergebnisse sind äußerst positiv. Das belegt die im folgenden beschriebene Feinstein-Studie, die mit etwa 31 400 Patienten über 14 Jahre durchgeführt wurde.

Überzeugende Ergebnisse bei Teilstudien

Die größte Feinstein-Unterstudie erstreckte sich über einen Zeitraum von fünf Jahren und wurde von Dr. Joaquin Andrade begleitet und überwacht, einem renommierten Arzt, der viele Jahre mit Akupunktur gearbeitet hat.
Dabei wurden die Behandlungen von rund 5000 Patienten mit Angststörungen verfolgt. Die Hälfte der Probanden unterzog sich einer energiepsychologischen Behandlung ohne Medikamente. Die andere Hälfte erhielt die bisher an den Kliniken übliche Behandlung mit Verhaltenstherapie und – falls notwendig – mit medikamentöser Unterstützung. Die Interviews am Ende der Behandlung und die Nachfassgespräche nach einem, drei, sechs und zwölf Monaten zeigten, dass die energiepsychologische Behandlung bedeutend effektiver war als die Verhaltenstherapie mit teilweiser Medikamentenunterstützung. Dieses Ergebnis gilt sowohl für die Patienten, die eine gewisse Verbesserung beobachteten, als auch für jene, die von kompletter Symptomfreiheit berichteten (Kasten unten).

INFO

FEINSTEIN-STUDIE: THERAPIEERFOLG

	Leichte Verbesserung	Komplette Symptomfreiheit
Verhaltenstherapie/ Medikamente	63 %	51 %
Energietherapie (EFT etc.)	90 %	76 %

(erhoben anhand von 5000 Patienten mit Angststörungen)

In einer anderen Unterstudie an 190 Patienten mit Angststörungen zeigte sich, dass Personen, die mit herkömmlichen verhaltenstherapeutischen Methoden behandelt wurden, zwar ebenfalls Verbesserungen aufwiesen, dass aber wesentlich mehr Personen, die sich einer energiepsychologischen Behandlung unterzogen, auch nach einem längeren Zeitraum keine Symptome mehr aufwiesen. Zudem erwies sich die Behandlungsdauer mit Energiepsychologie als erheblich kürzer als jene mit Verhaltenstherapie und etwaiger Medikation (Kasten unten).

Die Anpassungsfähigkeit des Gehirns

Die Ergebnisse der Energiepsychologie sind mit den Merkmalen der herkömmlichen Therapie (etwa die Gewinnung von Einsichten oder eingeübte Verhaltensänderungen) nicht zu vergleichen. Stattdessen geht es um die elektrochemischen Signale der Gehirnströme, die durch die Stimulierung bestimmter leitfähiger Punkte auf der Haut hervorgerufen werden. Denn nur damit lassen sich die rapiden Veränderungen in langjährigen Geistes-, Denk-, Gefühls- und Verhaltensmustern erklären: Bestimmte Akupunkturpunkte werden durch Klopfen stimuliert, während man mit einer negativen Emotion verbunden ist. Durch diese Kombination verändern sich die elektrochemischen Signale, wie viele Forschungsergebnisse (ab Seite 22) zeigen.

INFO

FEINSTEIN-STUDIE: THERAPIEAUFWAND

	Übliche Anzahl der Sitzungen	Durchschnittliche Anzahl der Sitzungen
Verhaltenstherapie/ Medikamente	9–20	15
Energietherapie (EFT etc.)	1–7	3

(erhoben anhand von 190 Patienten mit Angststörungen)

Allein die Vorstellung einer Situation, die eine emotionale Reaktion (beispielsweise Angst) hervorruft, verursacht neurologische Veränderungen. Nehmen wir an, Sie gehen nach einem Theaterbesuch in eine öffentliche Parkgarage, um Ihr Auto zu holen. Ein undefinierbares Geräusch in Ihrer Nähe erschreckt Sie, weil Sie es nicht sofort einordnen können und deshalb auch nicht wissen, ob es eine Gefahr darstellt. Abhängig davon, was geschieht, können die neuronalen Verbindungen zwischen der Angst erzeugenden Situation (nämlich das undefinierbare Geräusch) und der emotionalen Antwort abgeschwächt oder verstärkt werden. Also: Entweder Sie erkennen sehr schnell, es wurde nur eine Autotür zugeschlagen, dann manifestiert sich das Signal »Alles ist in Ordnung«. Oder es folgen weitere Geräusche, die Sie nicht einordnen können. Das signalisiert, »Eine unbekannte Gefahr droht«. Sie bekommen Angst und versuchen, so schnell wie möglich zu Ihrem Auto zu kommen und zu flüchten. Entsprechend abgeschwächt oder verstärkt ist das Gefühl (die emotionale Antwort), wenn Sie das nächste Mal auf den gleichen Auslöser treffen. Sie wissen dann sofort: Aha – Autotür – keine Gefahr. Oder Sie haben inzwischen einen Krimi gelesen oder gesehen, in dem jemand in einem Parkhaus überfallen wurde, und reagieren mit noch mehr Angst.

Das Gehirn besitzt also die Fähigkeit, seine Struktur auf der Basis seiner Aktivitäten zu verändern und sich quasi anzupassen. Diese »neuronale Plastizität« des Gehirns sichert der Menschheit das Überleben. Und sie ist der Schlüssel zu den teilweise verblüffend schnellen Veränderungen, die durch EFT hervorgerufen werden. Denn wenn man die Angst im Parkhaus mit EFT behandelt und auflöst, kann das Gehirn das nächste Mal die gleiche Situation völlig anders und viel entspannter einstufen.

EFT-Studien und ihre Forschungsergebnisse

Obwohl EFT ein noch junges Therapieverfahren ist, wurde bereits eine ganze Reihe wissenschaftlicher Studien durchgeführt. Hier drei Beispiele:

- In der so genannten Swingle-Studie erforschten Dr. Paul Swingle und seine Kollegen die Wirkung von EFT bei Opfern von Autounfällen, die unter Posttraumatischem Stress-Syndrom (PTSD) litten, das mit Panikattacken, Furcht- und Angstausbrüchen, Albträumen und anderen Stress-Symptomen einherging. Die Forscher fanden heraus, dass die Unfallopfer etwa drei Monate nach dem Erlernen von EFT (in zwei Sitzungen) signifikante positive Veränderungen in ihrer Gehirnwellenstruktur aufwiesen und Verbesserungen der Werte auf der Stress-Skala (Seite 29) angaben.

- Eine andere Studie des gleichen Teams wurde zur Wirkung von EFT bei Kindern mit Epilepsie durchgeführt: Die Kinder wurden von ihren Eltern täglich mit EFT behandelt, sobald diese den Verdacht hatten, dass in nächster Zeit ein epileptischer Anfall zu erwarten sei. Dr. Swingle entdeckte sowohl eine signifikante Reduktion in der Häufigkeit der Anfälle als auch eine überaus hohe Verbesserung der klinisch gemessenen Gehirnströme, und das nach nur zwei Wochen Anwendung. Ein wahrlich beeindruckendes Ergebnis!
- Die Ergebnisse einer nach dem australischen Psychologen Steve Wells benannten Studie sind ebenfalls bemerkenswert: Eine 19-köpfige Gruppe, die sich EFT aneignete, wurde mit 18 Probanden verglichen, die zur Angstbewältigung eine spezielle Tiefatemtechnik erlernt hatten. Die EFT-Gruppe zeigte eine deutlich größere Befreiung von ihren Angstsymptomen, sowohl hinsichtlich der Fähigkeit, sich nach der Behandlung den Angst auslösenden Dingen zu nähern, als auch in Bezug auf die Selbstbewertung des Stresslevels. Darüber hinaus hielt diese Angstbewältigung über einen Zeitraum von sechs bis neun Monaten in derselben Intensität an. Ein Beweis für den Langzeiteffekt von EFT-Behandlungen. Bei der Gruppe der »Tiefatmer« besserten sich die Symptome zwar ebenfalls, jedoch deutlich weniger lang anhaltend.

Damit Sie von den positiven Ergebnissen auch selbst bald profitieren können, lernen Sie im nächsten Kapitel die Methode Schritt für Schritt kennen.

EFT – EINE WICHTIGE METHODE DER ENERGIEPSYCHOLOGIE

INFO

EFT ist eine der wichtigsten und bekanntesten Methoden innerhalb der Meridian-Energie-Therapien (MET – nicht zu verwechseln mit der Methode »M.E.T. nach Franke®«), die auf dem Energieflussmodell der Meridiane beruhen. MET wiederum ist ein bedeutender Teilbereich der Energiepsychologie, die von Goodheart (Seite 14 und 15) in den Sechzigerjahren begründet und von Diamond (Seite 15) und Callahan (Seite 14 und 15) in den Achtzigerjahren verfeinert und erweitert wurde.

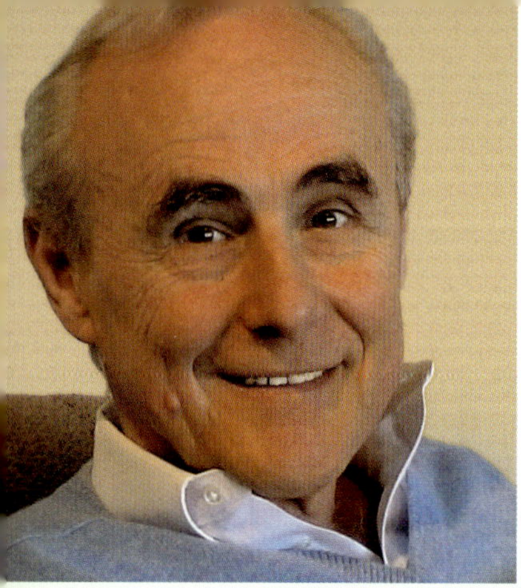

EIN »SCHWEIZER TASCHENMESSER« FÜR KÖRPER UND SEELE

Gary Craig absolvierte sein Ingenieur-Studium an der renommierten Stanford University. Da sein Interesse immer auch der Psychologie und psychologischen Zusammenhängen galt, machte er auf diesem Gebiet verschiedene Ausbildungen, bevor er EFT entwickelte.

Gary, du hast dich nach deiner Ausbildung als Ingenieur an der Stanford University sehr intensiv mit Psychologie beschäftigt und EFT entwickelt. Wie verbreitest du EFT in der Welt?

In erster Linie über die Informationen auf meiner Website www.emofree.com, dann über Workshops in den USA und einigen anderen Ländern. Das Interesse an EFT ist sehr groß, und ich habe viele interessierte Fachleute und Anwender, die EFT weiter verbreiten. Das ist ein wunderbarer Schneeballeffekt!

Wie arbeitest du zurzeit?

Ich verbringe viel Zeit am Telefon. Die meisten Sitzungen finden telefonisch statt, was bei dieser Methode sehr gut möglich ist. Ich halte so auch Kontakt mit enorm vielen Anwendern, die mir täglich von neuen Erfolgen mit EFT berichten.

Gary, was macht EFT in deinen Augen so wertvoll?

Als Mitte der Neunzigerjahre verschiedene Techniken der energetischen Psychologie entwickelt wurden, war deren Anwendung allein professionellen Therapeuten vorbehalten. Mir lag aber daran, durch extreme Vereinfachung nicht nur die Technik zu perfektionieren, sondern auch jedem Menschen ein Werkzeug zu geben, endlich einmal selbst etwas für sich tun zu können. Sozusagen ein »Schweizer Taschenmesser« für Körper und Seele.

Welchen Rat gibst du dem »privaten« Anwender von EFT?

Wichtig ist, die Verantwortung für das eigene Wohlbefinden nie aus der Hand zu geben. Ich halte es gleichzeitig für unerlässlich, die eigenen Grenzen zu kennen. Es gibt Dinge, die gehören in die Hand des ausgebildeten Behandlers. Sinn und Zweck einer jeglichen Therapieform ist es, niemals zu schaden. Das sollte den Anwender jedoch nicht daran hindern, experimentierfreudig zu sein und EFT auch dort verantwortungsvoll anzuwenden, wo er sich früher eher konventioneller Heilformen (häufig mit Nebenwirkungen) bediente.

Mit welcher EFT-Technik arbeitest du am liebsten?

Mit den täglich neuen Heilerfolgen von EFT geht auch eine Entwicklung einher. Diese lenkt dann meine jeweilige bevorzugte EFT-Anwendung in neue Richtungen. Waren es im letzten Jahr die großen Erfolge mit der Anwendung von Borrowing Benefit (wenn einer klopft, profitiert jeder, der mit ihm klopft, auch in Bezug auf das eigene Thema), so bin ich zurzeit von der Stellvertreter-Technik, dem Proxy Tapping überwältigt, durch deren konsequente Anwendung sich bahnbrechende Erfolge erzielen lassen.

So habe ich zum Beispiel sehr schnell einer jungen Frau helfen können, die sich ihr ganzes Leben lang von der Mutter kritisiert und verletzt fühlte. Indem sie sich im Proxy Tapping (Seite 52) in die Lage ihrer Mutter versetzte und so durch das Klopfen deren negative Gefühle bearbeitete, bekam sie ein vollkommen neues Verständnis für die Mutter. Damit nicht genug: Beim nächsten Treffen war ihre Mutter wie verwandelt. Inzwischen hat sich das Verhältnis der beiden in eine wunderbare Freundschaft gewandelt.

Aber allein die Tatsache, dass auch hinter diesen fortgeschrittenen Anwendungsformen immer noch das Original-Rezept von EFT steht, fasziniert mich täglich neu. Ich kann nur jeden EFT-Anwender ermutigen, sich von erfahrenen EFT-Trainern auch in fortgeschrittene Techniken einweisen zu lassen.

Was wünschst du dir für die Zukunft von und mit EFT?

Schon als ich EFT so weit entwickelt hatte, dass ich es der Öffentlichkeit vorstellen konnte, fühlte ich, dass es ein Werkzeug für die Allgemeinheit ist, das eine neue Form der Heilung sein würde. Die Erfolge, die sich sehr schnell einstellten, und die Art, wie EFT sich nach der etwa zehnjährigen Anwendungs- und Weiterentwicklungszeit präsentiert, haben in mir einen Wunsch reifen lassen: Möge die Schulmedizin nun langsam einsehen, dass es Dinge zwischen Himmel und Erde gibt, die sich nicht von unserem Glauben abhängig machen lassen. Möge sie die Chance nutzen, gemeinsam mit EFT zum Wohle der Patienten tätig zu sein. Das klassische Wissen der Naturwissenschaften und die lösenden Fähigkeiten von EFT würden sich zu einem unschlagbaren Werkzeug zum Wohle der Patienten entwickeln. Darüber hinaus ließen sich wegen des dadurch verminderten Einsatzes von Medikamenten mögliche Nebenwirkungen auf ein Minimum reduzieren.

Gary, herzlichen Dank für dieses großartige Geschenk EFT!

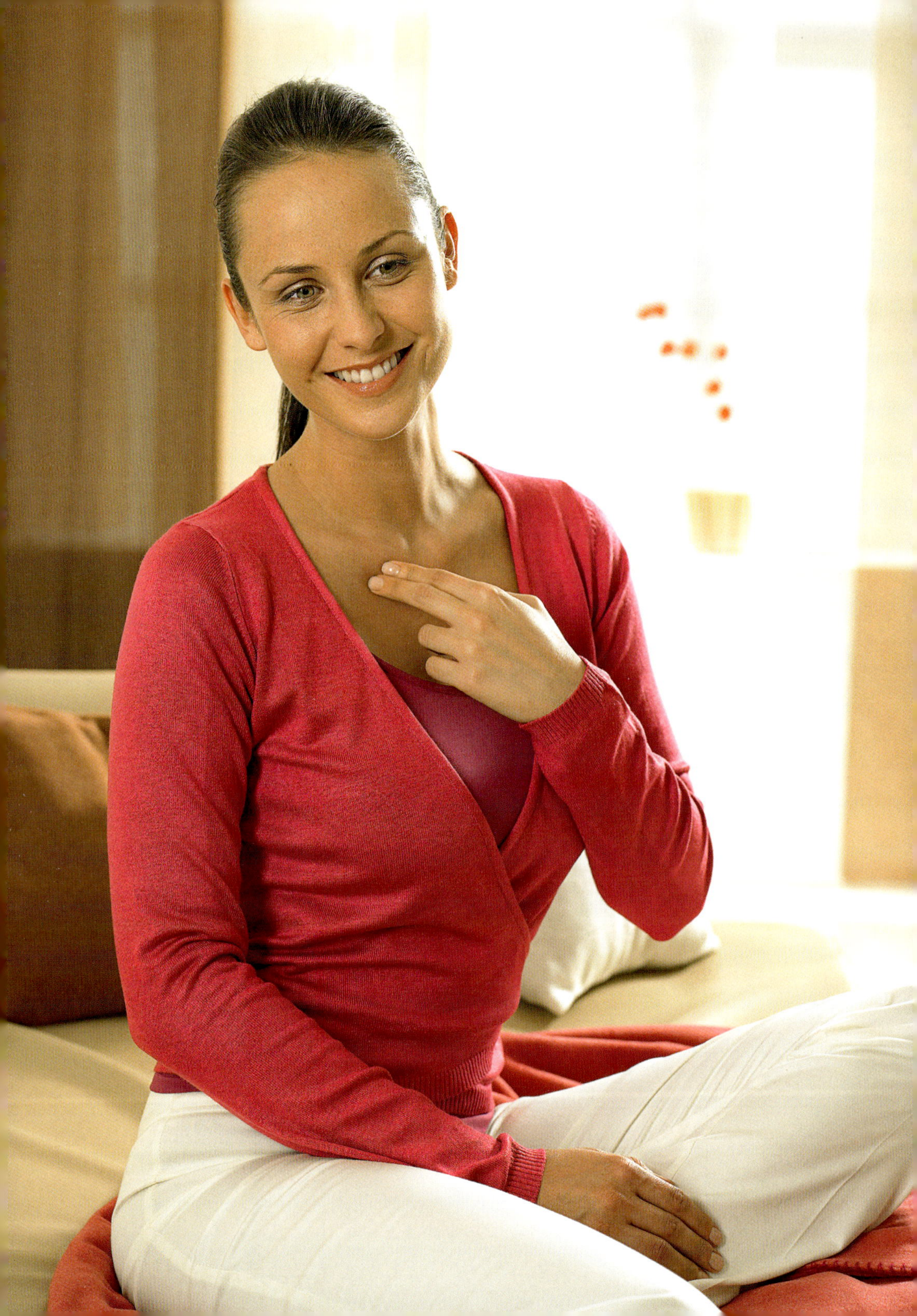

Die Basis für den Erfolg

Fünf kleine Schritte bringen Sie großen Erfolgen näher. Lesen Sie die EFT-Anleitung in Ruhe durch und lernen Sie die einzelnen Klopfpunkte kennen, bevor Sie starten. Und wenn einmal die erwünschte Wirkung nicht gleich eintritt? Dann erfahren Sie hier alles über mögliche Ursachen, die Sie ebenfalls mit EFT beheben können. Grundsätzlich gilt: Sie können sich keinerlei Schaden zufügen, auch dann nicht, wenn Sie es nicht ganz perfekt machen!

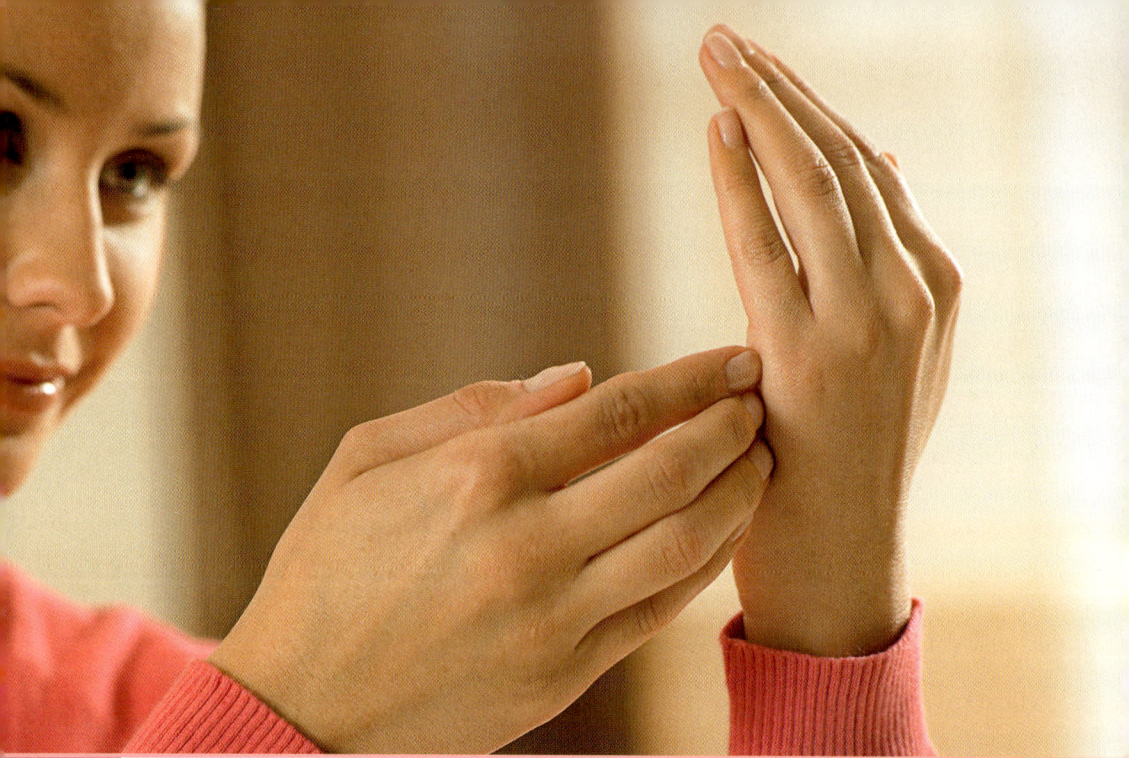

EFT Schritt für Schritt

Das Geheimnis der Wirkung von EFT liegt im Zusammenspiel von Körper und Geist. Sicher kennen Sie das Gefühl, nicht so richtig im Lot zu sein, ohne recht zu wissen, weshalb. Das ist bei EFT auch gar nicht nötig: Sie formulieren einfach Ihr gegenwärtiges (emotionales) Problem und spüren konzentriert dem damit verbundenen negativen Gefühl nach. Anhand einer gedachten Stress-Skala stufen Sie den Belastungsdruck ein, dem Sie sich ausgesetzt fühlen. Dann folgt ein besonders wichtiger Schritt: Formulieren Sie sehr präzise und treffend die Sätze, die Sie vor und während des Klopfens der Punkte sprechen. Zum Schluss überprüfen Sie das eventuell noch vorhandene Gefühl und geben dem behandelten Problem einen neuen Wert auf Ihrer Stress-Skala. Wir werden Ihnen jetzt die Vorgehensweise Punkt für Punkt beschreiben. Fangen Sie einfach an!

Das Problem und das Gefühl

Sie haben ein Problem, das Sie belastet. Das können körperliche Beschwerden sein, wie Schmerzen oder Allergien, oder psychische Probleme, wie Ängste oder Phobien, oder auch Schwierigkeiten mit Leistungsdruck, Stress oder mit dem Verfolgen und Erreichen eigener Ziele (Kasten Seite 10).

Nehmen wir einmal an, dass Sie großen Hunden am liebsten möglichst weiträumig aus dem Weg gehen. Das Gefühl, das Ihr Problem in Ihnen hervorruft, wenn Sie genau in diesem Moment daran denken, ist ein sehr wichtiger Aspekt von EFT. Ohne dieses Gefühl funktioniert EFT nur unzureichend. Beschreiben Sie daher Ihr Problem so präzise und lebendig wie möglich, damit Ihr Unterbewusstsein weiß, was es auflösen soll. Es geht also lediglich um eine akkurate Beschreibung des Problems, nicht darum, eine Lösung dafür zu finden.

Der Satz »Ich habe Angst vor großen Hunden« trifft das Problem möglicherweise nicht so exakt wie »Seitdem dieser Köter vom Nachbarn mich so fürchterlich gebissen hat, kriege ich schon Angst, wenn ich einen großen Hund auch nur von weitem sehe!« Der zweite Satz entspricht nämlich Ihrer tatsächlichen Erfahrung, Sie spüren mehr – also kann sich auch mehr Stress auflösen.

Die Stress-Skala

Um eine gewisse Erfolgskontrolle zu haben, ist es hilfreich, die Intensität Ihres Problems oder der negativen Emotionen, die es auslöst, einzustufen. In der klassischen Psychologie nennt man das eine »subjektive Belastungsskala« oder »Skala des persönlichen Leidensdrucks«. Wir nennen sie Stress-Skala oder Belastungsskala. Diese Skala geht von null bis zehn. Null bedeutet kein und zehn maximaler Leidensdruck. Um den momentanen persönlichen Leidensdruck bezüglich Ihres Problems einstufen zu können, sind folgende Fragen sehr hilfreich:

- Wie groß ist jetzt in diesem Moment meine Angst vor Hunden?
- Wie intensiv sind jetzt in diesem Moment meine Kopfschmerzen?
- Wie belastend ist jetzt im Moment der Gedanke an das Referat?
- Wie unangenehm ist mir jetzt in diesem Moment diese Erinnerung?
- Wie heftig ist jetzt im Augenblick meine Abscheu gegenüber dieser Person?

Spüren Sie einen Moment in sich hinein und schätzen Sie die Intensität Ihres Problems auf der Skala von null bis zehn ein. Nehmen Sie diesen Wert an, ohne ihn zu zensieren. Achten Sie darauf, dass er den Leidensdruck repräsentiert, den Sie jetzt im Moment haben, nicht den Schmerz, den Sie erlitten haben, als Sie diese Situation wirklich durchlebten.

Die Einstimmung

Nun kommt ein entscheidender Schritt: Aus Ihrem Problem formen Sie einen Einstimmungssatz. In unserem Beispiel könnte er lauten: »Auch wenn ich schon Angst kriege, wenn ich einen großen Hund auch nur von weitem sehe, akzeptiere ich mich genau so wie ich bin.«
Der erste Teil des Einstimmungssatzes beschreibt Ihr Problem zusammen mit der Emotion, die es hervorruft. Der zweite Teil des Satzes »... akzeptiere ich mich genau so wie ich bin« dient zur generellen Entschärfung des Problems und hilft, unbewusste Widerstände von vornherein zu mindern, die einer Auflösung entgegenstehen könnten. Es ist im Moment auch völlig unerheblich, ob Sie sich wirklich vollkommen akzeptieren, tun Sie einfach so als ob. (Wir kommen auf Seite 51 noch auf das Thema Selbstakzeptanz zurück.) Hingegen ist es sehr wichtig, dass Sie Ihr Problem wirklich genau benennen.

Die richtigen Einstimmungs- und Klopfsätze

Viele Menschen haben Schwierigkeiten damit, die passenden **Einstimmungssätze** (abgekürzt **ES**) zu finden. Dabei gibt es einen kleinen Trick: Formulieren Sie alles, was Sie spontan über Ihr Problem erzählen, in »Auch wenn«-Sätze um (siehe Beispiele am Ende des Abschnitts).
Bei anderen fällt uns das meist leichter. Formulieren Sie daher, wenn Ihnen jemand von einem Problem erzählt, »Auch wenn«-Sätze. Versuchen Sie dasselbe, wenn Sie anderen etwas erzählen. Spüren Sie nach, welche Emotion Ihr Problem in Ihnen auslöst. Geht es nicht um seelische, sondern um körperliche Probleme, genügt es anfangs, die Beschwerden genau zu beschreiben (Beispiel: »Dieser stechende Schmerz in meinem linken Knie«). Später können Sie die Emotion dazunehmen, die das Problem in Ihnen auslöst.

TIPP

BEOBACHTEN SIE IHREN ERFOLG

Stellen Sie sich nach jedem Klopfdurchgang die Frage nach der Intensität (Stress-Skala Seite 29), um den Erfolg Ihrer Selbstbehandlung einstufen zu können. Es hat sich als hilfreich erwiesen, diesen Wert zu notieren, weil man sich nach dem Klopfen häufig nicht mehr an ihn erinnern kann.
Wenn Sie große Schwierigkeiten damit haben, Ihr Gefühl auf einer gedachten Skala einzustufen, können Sie auch einfach die Arme ausbreiten. Die Hände sehr weit auseinander bedeutet zehn – die Belastung ist also enorm hoch. Die Hände zusammen bedeutet null – kein Stress mehr. Auch für Kinder ist das die geeignetere Methode.

Außer dem Einstimmungssatz formulieren Sie noch einen **Klopfsatz** (abgekürzt **KS**) für den eigentlichen Klopfdurchgang. Das kann eine Kurzversion Ihres Problems sein oder auch nur ein Stichwort. Ihr Unterbewusstsein weiß schon, was gemeint ist. Der kurze Klopfsatz hilft, die Aufmerksamkeit beim Thema zu halten. Hier zwei Beispiele (ausführlichere Anmerkungen zum Formulieren von Einstimmungs- und Klopfsätzen finden Sie im Kapitel EFT-Techniken ab Seite 44):

- Problem: Ich fühle mich immer so schuldig, wenn ich mir etwas gönne.
  (ES): »Auch wenn ich mich immer so schuldig fühle, wenn ich mir etwas gönne, akzeptiere ich mich genau so wie ich bin.«
  (KS): *»Dieses Schuldgefühl.«*
- Problem: Mein Kopf platzt gleich vor diesen stechenden Schmerzen.
  (ES): »Auch wenn mein Kopf gleich vor diesen stechenden Schmerzen platzt, akzeptiere ich mich genau so wie ich bin.«
  (KS): *»Diese stechenden Schmerzen«* oder *»Mein Kopf platzt«*.

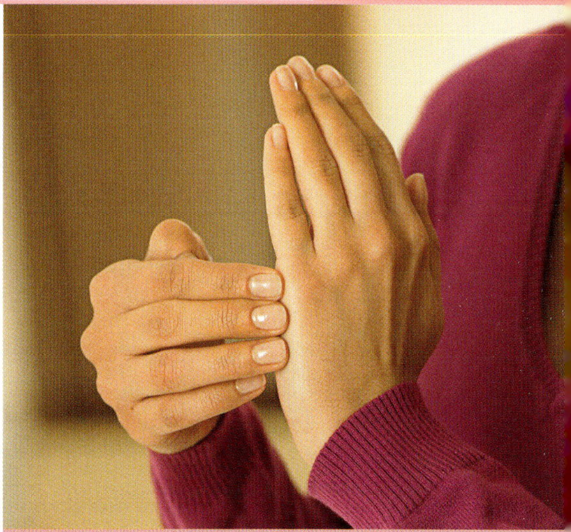

1 Der Handkantenpunkt (HK)

Die Klopfpunkte

Es hat sich in der Praxis als wirksam erwiesen, die einzelnen Punkte folgendermaßen zu klopfen: Mit den Kuppen des Ring- und/oder des Mittelfingers (wenn es Ihnen leichter fällt, können Sie immer auch den Zeigefinger dazunehmen) einer Hand klopfen Sie rhythmisch etwa sieben- bis zehnmal auf die unten beschriebenen Körperpunkte, etwa so stark, wie Sie an eine Tür klopfen würden. Klopfen Sie jedoch stets nur so fest, wie es für Sie angenehm ist. Das gilt besonders für das Gesicht. Wenn Sie sehr empfindlich sind, können Sie die Punkte auch leicht reiben oder einfach nur sanft berühren. Wie immer Sie auch klopfen, schaden können Sie sich auf keinen Fall!

Der Punkt zur Einstimmung

Beginnen Sie mit dem **Handkantenpunkt (HK)** 1. Er liegt an der Handkante am Kleinfingergrundgelenk, dort, wo sich eine Falte bildet, wenn Sie eine Faust machen. Während Sie den Handkantenpunkt klopfen, sagen Sie den Einstimmungssatz dreimal laut: »Auch wenn ich schon Angst kriege, wenn ich einen großen Hund auch nur von weitem sehe, akzeptiere ich mich genau so wie ich bin.« Ausatmen!

Eine Variante: der Wunde Punkt

Alternativ zum Handkantenpunkt können Sie den **Wunden Punkt (WP)** 2 nehmen, während Sie den Einstimmungssatz sagen. Mit dem Wunden Punkt, der zu den neurolymphatischen Punkten gehört, stimulieren Sie Ihr Lymphsystem. Er liegt auf der Linie zwischen Schlüsselbein und Brustwarze im oberen Drittel und ist meistens druckempfindlich. Dieser Punkt wird nicht beklopft, sondern leicht massiert.

2 Der Wunde Punkt (WP)

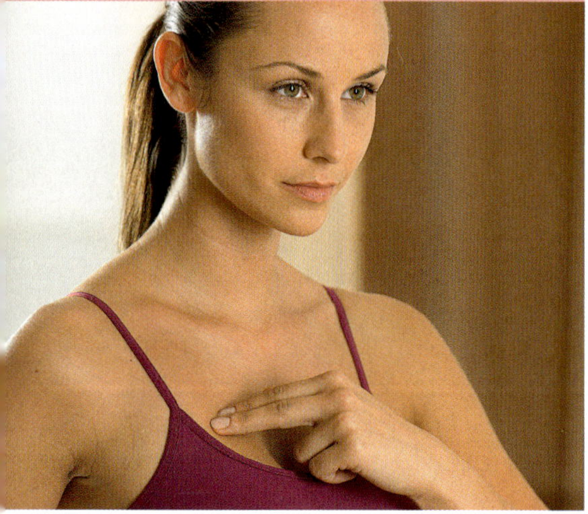

Die Punkte des Klopfdurchgangs

Nun beginnt der eigentliche Klopfdurchgang. Sie sind jetzt in Ihrem Gefühl und beklopfen alle dargestellten Punkte, während Sie die Kurzversion Ihres Einstimmungssatzes, den Klopfsatz (KS), sagen: *»Diese Angst«* oder *»Meine Angst«*. Sie können Ihre Formulierung auch von Punkt zu Punkt variieren. Machen Sie dazu an jedem Punkt eine andere kurze Aussage, etwa *»Diese Angst vor großen Hunden«, »Das ist ein Problem für mich«, »Diese Angst, die mich plagt«, »Diese Angst macht mich noch krank«.*

Auch bei dieser so genannten Erzähltechnik (die verschiedenen EFT-Techniken beschreiben wir ab Seite 44) ist es sehr wichtig, mit Ihrem Gefühl in Kontakt zu bleiben. Machen Sie sich keine Gedanken darüber, ob Sie den jeweiligen Klopfpunkt genau treffen oder nicht. Ihre Intention ist hier in jedem Fall wichtiger als eine absolute Genauigkeit. Sie werden sehr schnell eine gewisse Routine im Klopfen entwickeln, die es Ihnen ermöglicht, sich nur auf Ihr Gefühl und Ihr Problem zu fokussieren. Setzen Sie sich also nicht unter Druck, auch dann nicht, wenn Sie einen Punkt versehentlich übersprungen oder zweimal geklopft haben. Fangen Sie einfach ganz spielerisch an, denn dann lernen Sie die verschiedenen Punkte am schnellsten kennen.

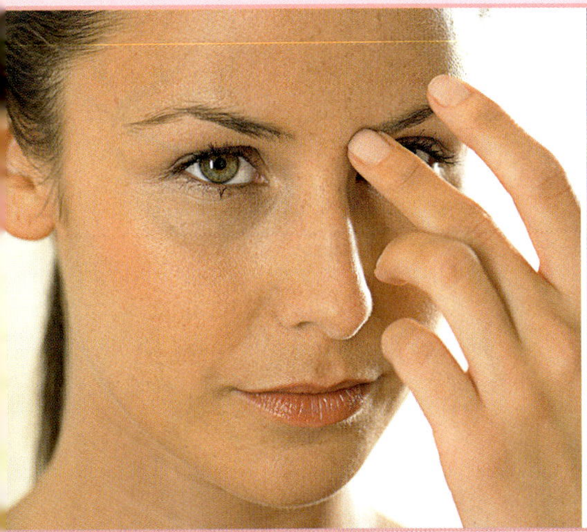

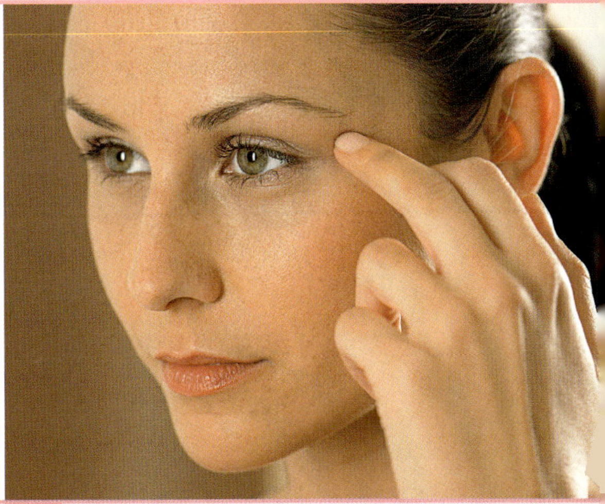

3 Augenbraue innen (AI)

4 Auge außen (AA)

- **AI – Augenbraue innen** 3 (am Anfangspunkt der Augenbrauen innen, nicht in der Mitte zwischen den Augen): *»Diese Angst.«*
- **AA – Auge außen** 4 (am knöchernen Augenrand, wo die Lachfältchen sind): *»Das ist ein Problem.«*
- **MA – Mitte unter dem Auge** 5 (in der kleinen Vertiefung auf dem Jochbein): *»Diese Angst vor Hunden.«*
- **UN – Unter der Nase** 6 **:** *»Die macht mir ganz schön viel Stress.«*

5 Mitte unter dem Auge (MA)

6 Unter der Nase (UN)

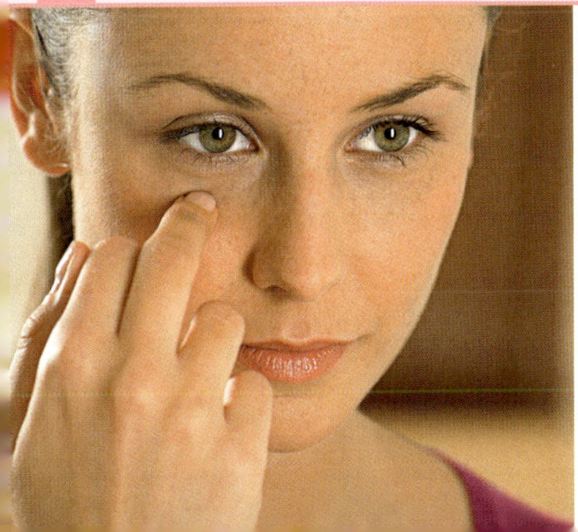

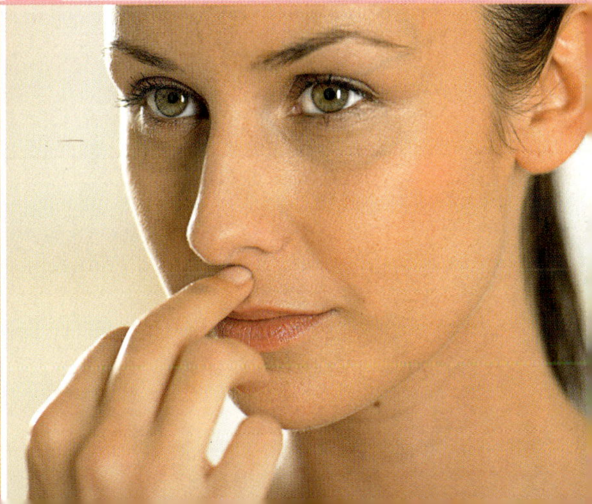

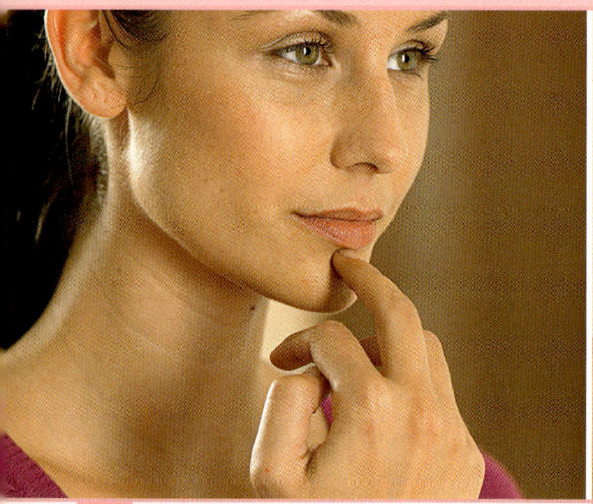

7 Kinngrübchen (KG)

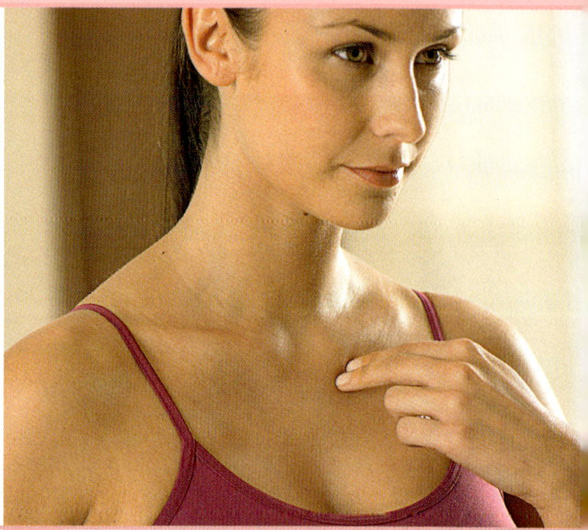

8 Schlüsselbein (SB)

- **KG – Kinngrübchen** 7 : »*Wenn ich nur einen Hund sehe, habe ich schon Angst.*«
- **SB – Schlüsselbein** 8 (in der Verbindung zwischen Brust- und Schlüsselbein, unter dem dreieckigen Knochenvorsprung): »*Diese panische Angst.*«
- **UA – Unter dem Arm** 9 (unterhalb der Achselhöhle, etwas nach vorn neben dem Brustmuskel): »*Sobald ein Hund auftaucht, ist sie da.*«
- **AK – Auf dem höchsten Punkt des Kopfes** 10 (wird mit der flachen Hand geklopft): »*Diese panische Angst.*«

Tief ausatmen!

So, jetzt haben Sie einen kompletten Durchgang geklopft.

9 Unter dem Arm (UA)

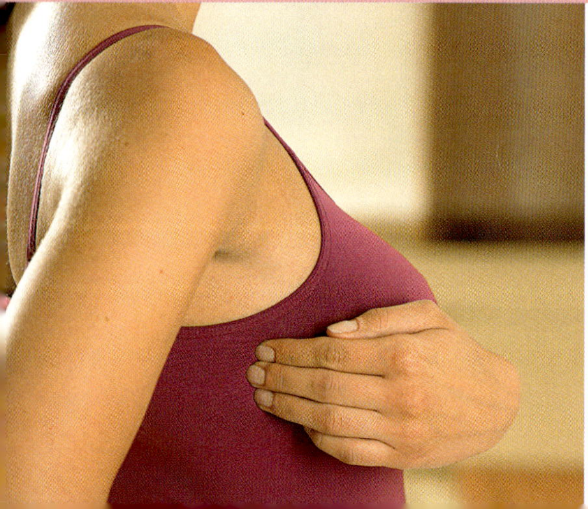

10 Auf dem Kopf (AK)

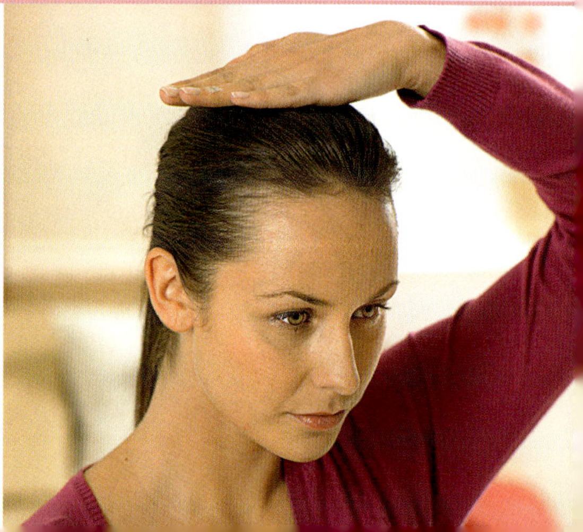

Die Überprüfung

Nach jedem EFT-Durchgang kontrollieren Sie, wie sich das Problem jetzt anfühlt, und stufen es auf der Stress-Skala entsprechend neu ein. Hat sich eine Veränderung ergeben? Wenn nein, lesen Sie erst einmal weiter. Ab Seite 54 erfahren Sie mögliche Hinderungsgründe.
Falls Sie eine Veränderung feststellen: Wie weit ist der Wert auf der Stress-Skala gesunken? Besteht das Problem noch? Wenn ja, dann klopfen Sie jetzt erneut einen kompletten Einstimmungssatz an der Handkante und machen einen weiteren Klopfdurchgang. Jetzt könnte Ihr Einstimmungssatz lauten: »Auch wenn ich *immer noch* diese Angst habe, akzeptiere ich mich vollkommen so wie ich bin.«
Während Sie die Klopfpunkte im Gesicht, am Körper und an den Händen (Handpunkte Seite 36) klopfen, lautet die neue Kurzform: »*Immer noch diese Angst.*«

Beenden Sie den Klopfdurchgang wieder mit einem tiefen Ausatmen. Überprüfen Sie nun erneut den Wert auf Ihrer Stress-Skala. Gab es diesmal eine Veränderung? Falls das Problem nur noch einen kleinen Restwert hat, folgt eine dritte Runde mit folgendem (oder einem ähnlichen, frei zu formulierenden) Einstimmungssatz:
»Auch wenn ich noch diese *restliche Angst* habe, akzeptiere ich mich so wie ich bin.«
Der Kurzsatz im folgenden Durchgang könnte lauten: »*Meine restliche Angst.*«
Abschließend atmen Sie tief aus und werten das Problem.
In der Regel dürften Sie jetzt schon eine deutliche Erleichterung spüren. Wenn nicht, fügen Sie noch weitere zwei Runden mit folgendem Einstimmungssatz hinzu: »Auch wenn ich immer noch diese restliche Angst habe, akzeptiere ich mich vollkommen so wie ich bin.« Der Kurzsatz könnte nun lauten: »*Immer noch diese restliche Angst.*«

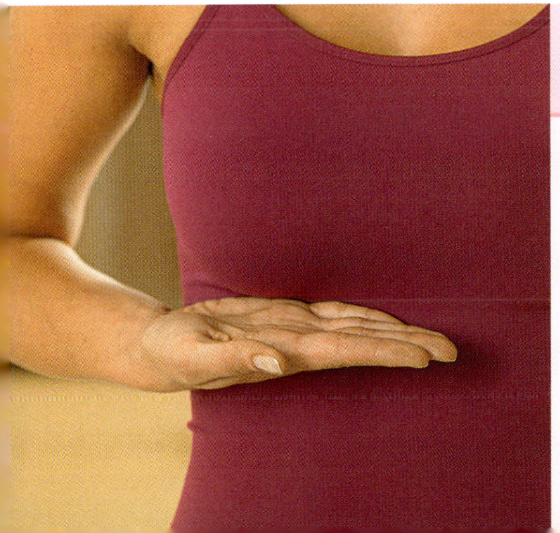

NOCH EIN PUNKT AUS FRÜHEREN ZEITEN

INFO

Ursprünglich hat Gary Craig noch einen weiteren Punkt geklopft. Er liegt unterhalb der Brustwarze, etwa dort, wo der BH-Bügel entlang läuft. Im Englischen wird er **BN – Below Nipple** (unter der Brustwarze) – genannt. Heute spielt dieser Punkt keine Rolle mehr, da sich die Wirksamkeit von EFT auch ohne ihn als sehr hoch erwiesen hat.

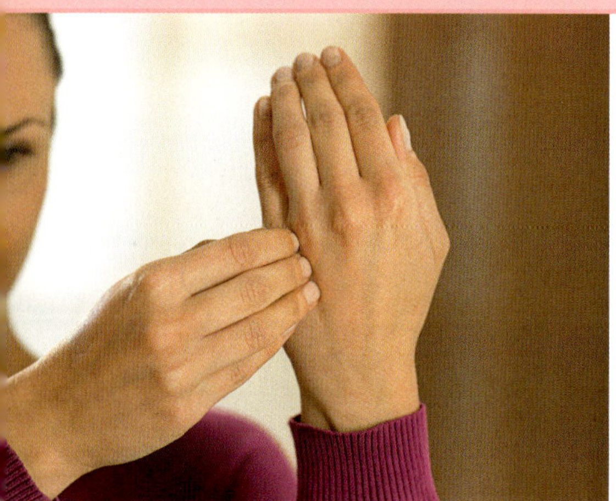

11 Der Gamutpunkt (GP)

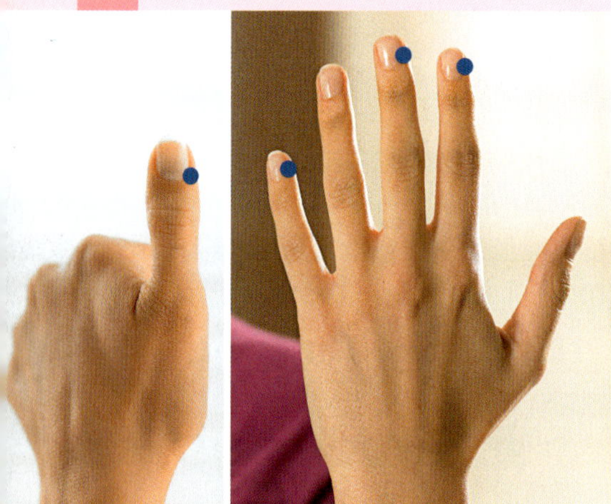

12 Die Fingerpunkte

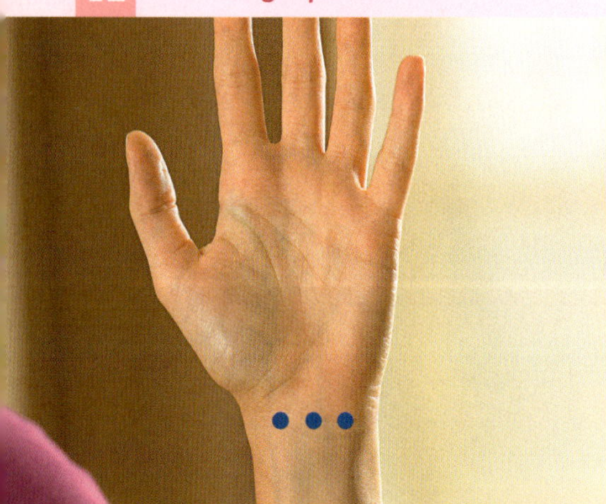

13 Die Pulspunkte

Für den Fall, dass der Wert auch jetzt noch nicht auf null gesunken ist, sollten Sie Ihren Einstimmungssatz prüfen. Beschreibt er Ihr Gefühl exakt so, wie Sie es empfinden? Oder steht etwas anderes im Vordergrund, vielleicht der Ärger auf den Nachbarn, der seinen Hund nicht an der Leine hatte? Dann sollten Sie gleich diesen Ärger klopfen.

Die Gamutübung für letzte Reste

Die letzten Reste von Stress können Sie mit der Gamutübung auflösen. Diese Entspannungsübung beeinflusst nicht nur die Verbindung beider Gehirnhälften positiv, sondern hat auch einen harmonisierenden Einfluss auf Hypophyse und Hypothalamus, also auf die zentrale Hormonsteuerung. Die Gamutübung funktioniert wie folgt:
Setzen Sie sich aufrecht hin. Klopfen Sie ununterbrochen den **Gamutpunkt (GP)** 11 auf dem Handrücken in der Rille zwischen dem kleinen Finger und dem Ringfinger. Schauen Sie geradeaus in die Ferne. Schließen Sie die Augen und öffnen Sie sie wieder. Blicken Sie jetzt ohne den Kopf zu bewegen in die rechte Armbeuge. Blicken Sie danach ohne den Kopf zu bewegen in die linke Armbeuge. Rollen Sie die Augen in einem großen Kreis in eine Richtung. Rollen Sie sie ebenso in die entgegengesetzte Richtung. Summen

Sie ein paar Takte einer Melodie, zum Beispiel »Hänschen klein« oder »Happy Birthday«. Zählen Sie schnell laut von eins bis fünf. Summen Sie anschließend noch einmal ein paar Takte der gleichen Melodie.
Jetzt sind Sie mit der Gamutübung fertig. Haben Sie auch daran gedacht, die ganze Zeit den Gamutpunkt zu beklopfen? Keine Bange, es wird Ihnen zunehmend besser gelingen!

Die Fingerpunkte

Zusätzlich zu den bereits vorgestellten Punkten für die Kurzversion gehören zum Originalrezept von Gary Craig auch die Fingerpunkte. Sie eignen sich besonders in Fällen, in denen man noch intensiver klopfen möchte 12:

- **Daumen** (am Nagelfalz auf der dem Körper zugewandten Seite, wenn Sie sich die Hand auf den Bauch legen).
- **Zeigefinger** (am Nagelfalz auf der dem Daumen zugewandten Seite).
- **Mittelfinger** (am Nagelfalz auf der dem Zeigefinger zugewandten Seite).
- **Kleiner Finger** (am Nagelfalz auf der dem Ringfinger zugewandten Seite).

Die Pulspunkte

Die Pulspunkte liegen auf den Linien am Handgelenk innen. 13 Sie können sie immer dann zusammen mit dem Gamutpunkt – sozusagen als »Abkürzung« für die Fingerpunkte – klopfen, wenn Sie die Meridiane der Fingerpunkte zwar gern mit einbeziehen, aber dennoch nicht jeden Punkt einzeln klopfen möchten.
So sparen Sie Zeit.

INFO: DIE FÜNF SCHRITTE KURZ UND KNAPP

1. Das Problem
Sie benennen Ihr Problem und die Emotion, die es in Ihnen hervorruft.
2. Die Stress-Skala
Dann erfolgt Ihre Einschätzung, wie hoch Ihr Problem auf der Stress-Skala zu bewerten ist.
3. Die Einstimmung
Sie klopfen den Handkantenpunkt oder massieren den Wunden Punkt und sprechen dabei Ihren Einstimmungssatz dreimal laut aus. Dabei ausatmen!
4. Die Klopfpunkte
Sie klopfen die einzelnen Punkte durch, während Sie die Kurzversion Ihres Einstimmungssatzes sagen. Ausatmen!
5. Die Überprüfung
Sie überprüfen, wie viel Stress Ihr Problem jetzt noch auslöst und machen gegebenenfalls weitere Klopfdurchgänge, so lange, bis der Wert auf null ist.

Ein Riesenberg in kleinen Schritten

Die wichtigste Voraussetzung für Ihre erfolgreiche Behandlung sind die richtigen Einstimmungs- und Klopfsätze. Wie gut EFT funktioniert, hängt also entscheidend davon ab, wie klar und direkt Sie sie formulieren. Denn damit kommen Sie an das Gefühl, das ein Problem in Ihnen auslöst und das Sie bearbeiten möchten. Wenn Sie die folgenden Anregungen beherzigen, können Sie mit Ihrer Klopfarbeit nicht scheitern.

Gehen Sie große Probleme scheibchenweise an

Zerlegen Sie große Probleme oder belastende Themen in kleine »Häppchen«. Fangen Sie mit dem Teilaspekt an, der Sie am meisten emotional berührt. Je akuter, desto besser, denn umso eher bekommen Sie wieder einen klaren Kopf. Schreiben Sie eine Liste von Stichpunkten mit allem, was Ihnen zu Ihrem Thema einfällt. Wandeln Sie diese Stichpunkte in »Auch wenn«-Sätze um. Beginnen Sie dann, die Aspekte zu klopfen, die Ihnen am meisten Probleme bereiten. Sie werden sehen, dass sich vieles von allein auflöst, sobald Sie einige Hauptbrocken erledigt haben. Nehmen wir an, Sie haben Probleme mit einem Kollegen. Sie ärgern sich, dass er Ihnen gegenüber herablassend ist. Es macht Sie wütend, weil Sie das Gefühl haben, weniger wichtig zu sein. Sie haben Angst, er könnte mit anderen schlecht über Sie reden. Sie haben eine Wut auf Ihren Chef, weil er diesen Kollegen offen-

TIPP

KLOPFEN SIE ZUERST DAS NÄCHSTLIEGENDE PROBLEM

Wenn Sie so viele Probleme belasten, dass Sie nicht wissen, welches Sie als Erstes klopfen sollen, dann machen Sie sich eine Liste.
Fangen Sie mit demjenigen an, das Sie zurzeit am meisten plagt. Sollte es Ihnen zu schwer wiegend erscheinen, um es bearbeiten zu können, dann wählen Sie einfach das nächstliegende Problem, mit dem Sie leichter klarkommen. Sie können in jedem Fall darauf vertrauen: Wann immer Sie ein Problem bearbeiten, werden Sie insgesamt eine Erleichterung verspüren. Und diese wird sich wiederum auch auf die anderen Probleme auf Ihrer Liste positiv auswirken, wobei manche sogar ganz verschwinden können.

sichtlich Ihnen vorzieht, und Sie haben Angst, das ganze Thema anzusprechen, weil Sie auf keinen Fall als Meckerer dastehen möchten.

Das intensivste Gefühl zuerst klopfen

Ordnen Sie nun die verschiedenen Aspekte mit den dazugehörigen Gefühlen auf der Stress-Skala ein. Die Angst, das Thema anzusprechen, macht Ihnen jetzt im Augenblick am meisten zu schaffen. Sie klopfen diese Angst als Erstes auf null. Das nächste Gefühl ist die Wut auf Ihren Chef, und Sie klopfen auch diese Wut. Dabei fällt Ihnen ein, dass diese Wut die gleiche ist, die Ihr Vater häufig in Ihnen ausgelöst hat. Und Sie klopfen auch die Wut von damals auf null. Wenn Sie sich jetzt in die Situation mit dem Kollegen versetzen, stellen Sie sehr wahrscheinlich fest, dass sie schon abgemildert ist. Jetzt ist vielleicht nur noch der Ärger über dessen herablassende Art vorhanden, der nach einer Runde Klopfen ebenfalls auf null sein wird. Sie sehen, einige Aspekte sind ganz nebenbei »entschärft« worden, ohne dass sie direkt angesprochen wurden.
Sie können sich auch an Ihr Thema »heranschleichen«. Dann fangen Sie mit den weniger brisanten Aspekten an und tasten sich langsam vor. Das ist besonders empfehlenswert, wenn Sie das Gefühl haben, hinter dem Problempaket stecke vielleicht noch etwas anderes, das Sie nicht so recht bewältigen können. Klopfen Sie: »Auch wenn ich Angst habe, ein eventuell dahinter liegendes Problem nicht bewältigen zu können, akzeptiere ich mich vollkommen so wie ich bin!« Das nimmt schon die erste Luft aus der Angst. Im Zweifelsfall ziehen Sie einen erfahrenen EFT-Anwender zu Rate. Das ist unkompliziert, da EFT auch sehr gut per Telefon funktioniert.

Die treffende Beschreibung wirkt!

Je treffender und genauer Sie etwas beschreiben, desto besser kann EFT wirken. Sagen Sie statt »dieser Schmerz in der Schulter« »dieser ziehende Schmerz in meiner rechten Schulter« oder statt »dieser Druck im Kopf« »dieser stechende Druck in den Schläfen«. Statt »dieser Ärger« sagen Sie lieber »diese tierische Wut«. EFT wird Ihnen wenig nutzen, wenn Sie sagen »diese Probleme mit meinem Partner«. Sagen Sie lieber »diese Enttäuschung, dass er mir nie zuhört!« oder »diese Wut über seine Eifersucht!«. Drücken Sie möglichst präzise aus, was Sie meinen und was Sie fühlen, sowohl physisch als auch psychisch. Wenn das, was Sie fühlen, sich nur als ein »Uääääh« beschreiben lässt, dann klopfen Sie das »Uääääh«! Ihr Unterbewusstsein weiß schon, was damit gemeint ist, und löst das Gefühl auch auf, wenn Sie es nicht exakt benennen können.

TIPP

BLEIBEN SIE AM BALL!

Für den Erfolg von EFT ist Beharrlichkeit wichtig. Zwar können sich auch große Themen innerhalb kurzer Zeit auflösen, doch das ist nicht immer der Fall. Selbst wenn Sie subjektiv keine Verbesserung spüren, bringen Sie mit jeder Klopfrunde allein durch die Stimulierung der Akupunkturpunkte Ihr Energiesystem etwas mehr ins Gleichgewicht. Wenn Sie bei einem Thema wenig Erfolg haben, probieren Sie es mit einem anderen. Wertschätzen Sie auch geringe Veränderungen. Ab Seite 54 finden Sie mögliche Hindernisse, die einen Erfolg beeinträchtigen, und Vorschläge, wie Sie diese überwinden können.

Nennen Sie das Kind beim Namen!

Reden Sie so, wie Ihnen der Schnabel gewachsen ist, nehmen Sie kein Blatt vor den Mund. Sie müssen hier weder freundlich noch höflich sein oder vornehme Zurückhaltung üben. Formulieren Sie die Sätze in Ihrer Muttersprache oder in Ihrem Dialekt. Manchmal träumen mehrsprachige Menschen in einer bestimmten Sprache. Klopfen Sie in diesem Fall in der Traumsprache, da sie am nächsten an Ihrem Unterbewusstsein ist. Benutzen Sie auch ruhig Ausdrücke, die Sie sonst nicht in den Mund nehmen. Übertreibung schadet hier nicht, im Gegenteil. Sie kann Ihnen sogar helfen, schneller an die tiefer liegenden Emotionen zu kommen oder zu erkennen, wie absurd manche Befürchtungen sind. Außerdem kann es sehr befreiend sein, die Höflichkeitsbremse zu lockern und zu sagen, was Sie wirklich denken!

Benutzen Sie Metaphern

Metaphern sind ebenfalls ein wichtiger Teil der Arbeit mit EFT, weil sie einen direkteren Zugang zum Unterbewusstsein ermöglichen. Mit Metaphern lassen sich komplexe Inhalte in einem treffenden Bild beschreiben. Im Volksmund finden wir viele Metaphern: »Ihm ist eine Laus über die Leber gelaufen«, »Das war kurzsichtig«, »Er zerbricht sich den Kopf darüber«, »Das lastet wie Blei auf den Schultern«. Metaphern sind besonders dann ein wichtiges Hilfsmittel, wenn Sie Ihre Emotion nicht genau beschreiben können. Das könnte wie folgt klingen: »Auch wenn es sich wie ein Messer in meiner Brust anfühlt, wenn ich dran denke, dass ich morgen wieder ins Büro muss, akzeptiere ich mich zutiefst und vollständig so wie ich bin.«

EFT in Akutsituationen

Wenn Sie – aus welchen Gründen auch immer – mitten in einer akuten Emotion sind, funktioniert EFT noch schneller, denn dann brauchen Sie weder einen Einstimmungssatz noch einen Klopfsatz. Bleiben Sie nur am Gefühl. Lassen Sie Ihren Emotionen oder Ihren Tränen freien Lauf, sagen Sie nichts, sondern klopfen Sie eine Runde nach der anderen, so lange, bis Sie wieder mehr im Gleichgewicht sind.

Bei sehr starken Emotionen

Falls Ihre Emotionen so heftig sind, dass Sie auch die Klopfroutine nicht mehr durchführen können oder wollen, öffnen Sie unbedingt die Augen und atmen Sie mehrmals tief aus, während Sie einfach den Handkantenpunkt klopfen oder kneifen. Das ist ein sehr wirksames Mittel, sich schnell wieder so weit zu beruhigen, dass Sie weiterklopfen können.
Sagen Sie, sobald es Ihnen möglich ist, folgenden Einstimmungssatz: »Auch wenn mich das jetzt beinahe überwältigt, entscheide ich mich: Ich bin klar und ruhig.« Und klopfen Sie an jedem Punkt »Ich bin klar und ruhig«. Anschließend können Sie sich – falls nötig – in Ruhe die Nase putzen und für den Rest die normale Routine mit Einstimmungssatz und Klopfsatz durchführen.
Wenn jemand anderer in einer heftigen Emotion ist, können Sie mit ihm genauso verfahren. Je nach Situation reicht es schon aus, dessen Handkante zu klopfen. (Mehr dazu finden Sie unter »Besondere Situationen« auf Seite 53.)

Finden Sie des Pudels Kern

Falls Sie Ihr Problem fleißig klopfen, aber das vage Gefühl haben, den wirklichen Kernpunkt noch nicht erwischt zu haben, dann lautet eine wichtige Frage: An wen oder was erinnert Sie Ihr Problem? Lassen Sie alles zu, was in dem Moment hoch kommt, sei es auch noch so abwegig oder abstrus. Es kann auch etwas aufsteigen,

> Nicht selten wurzeln aktuelle Probleme in Erlebnissen aus der Kindheit.

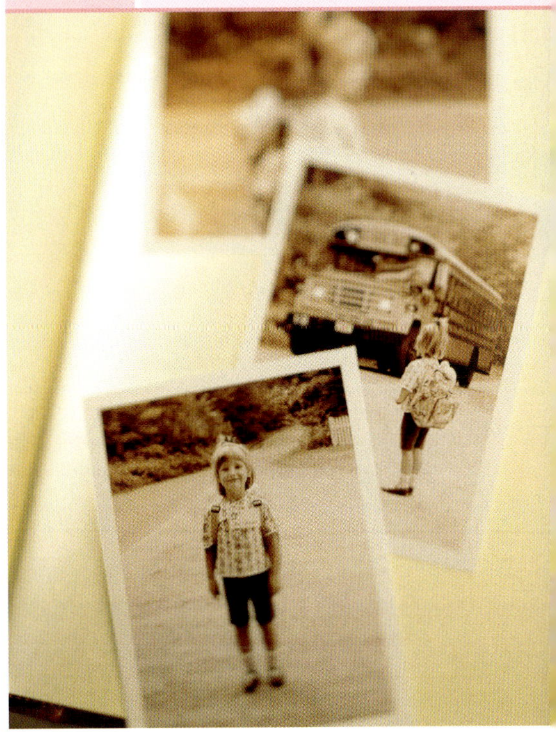

von dem Sie glauben, damit hätten Sie längst abgeschlossen. Vielleicht ein Trugschluss! Wir sind Meister im Verdrängen und im Nicht-wahrhaben-Wollen von unangenehmen Erkenntnissen. Gehen Sie diesem Impuls unbedingt nach, selbst wenn Sie im Moment keine oder nur eine sehr schwache Emotion spüren, denn Sie gewinnen in jedem Fall. Entweder es tut sich wirklich nichts oder Sie spüren erst nach dem Klopfen (manchmal sogar erst einige Zeit später), dass sich da noch eine Menge aufgelöst hat. Klopfen Sie alle Emotionen Punkt für Punkt durch.
Wenn sich ein Gefühl nicht in Worte fassen lässt, klopfen Sie einfach das Gefühl, während Sie es spüren. Dahinter kommen häufig Erinnerungen an frühere Situationen, die in aller Regel wichtig sind, auch wenn Sie vordergründig keinen Zusammenhang mit Ihrem akuten Problem erkennen können. Machen Sie sich keine Gedanken um eine möglichst passende Formulierung eines Einstimmungssatzes oder darüber, ob der Klopfsatz stimmig ist. Klopfen Sie das, was Sie empfinden: *»Dieses vage Gefühl von …«* Manchmal erreichen Sie auch über Körpersignale die verborgenen Kernpunkte.

Folgen Sie Ihren Körpersignalen!

Beantworten Sie dafür folgende Fragen: Was spüren Sie im Körper? Welche Gedanken haben Sie zu Ihrem Thema? Mit

WICHTIG !

VERBORGENE GEFÜHLE LÜFTEN

Manche Menschen haben eine Art Grundgefühl, an das sie längst gewöhnt sind wie an ein stetiges Hintergrundgeräusch, das sie schon gar nicht mehr wahrnehmen.
Es könnte ein Gefühl von grundsätzlicher Resignation sein, sich mit etwas Unabänderlichem abfinden zu müssen. Oder ein immerwährendes Gefühl von Anspannung, alles besonders gut machen zu müssen. Oder ein Gefühl von Traurigkeit oder Sehnsucht, das einen ein Leben lang unterschwellig begleitet. Vielleicht ist es auch ein Gefühl, das Sie sich nie erlaubt haben zu spüren, geschweige denn, es auszuleben. Mit Wut ist das häufig der Fall.
Diese unterschwelligen negativen Gefühle färben die gesamte Wahrnehmung. Deshalb ist es wichtig, sie zu erkennen und aufzulösen. Damit machen Sie einen großen Schritt hin zu einer erweiterten positiven Wahrnehmung von sich und Ihrer Umwelt.

welchen Gefühlen – Wut, Angst, Hilflosigkeit, Schuld, Trauer – könnten diese Gedanken zusammenhängen? Wo spüren Sie das in Ihrem Körper? Was bedeuten diese Gefühle für Sie? Was will Ihr Körper mit diesen Empfindungen ausdrücken oder Ihnen signalisieren? Was will Ihr Körper jetzt in diesem Moment am liebsten tun oder lassen?
Folgen Sie Ihren ersten, spontanen Eingebungen, formulieren und klopfen Sie entsprechende Einstimmungssätze. Klopfen Sie Ihr unangenehmes Körpergefühl auf null, auch wenn Sie nicht wissen, was sich dahinter verbirgt. (Mehr zum Klopfen von physischen Symptomen finden sie ab Seite 90.) Denken Sie daran: Sie haben bei EFT immer zwei »Griffe« zum Anfassen: Ihre Emotionen und Ihren Körper. Ihr Körper ist also auf der Suche nach den Knackpunkten ein guter Gradmesser, weil er in der Regel äußerst genaue Signale gibt. Sie erhalten Rückmeldung, ob Sie auf dem richtigen Weg sind, was sich verändert hat und wann Sie mit Ihrem Thema auf der Stress-Skala wirklich auf null sind.

Deutliche Bilder

Bei der Arbeit mit EFT können Ihnen unter anderem zwei interessante Phänomene begegnen. Das eine umschreibt Gary Craig, der Erfinder der Methode (Seite 15), mit dem Bild einer Mauer, das andere mit dem einer Zwiebel.

Eine Mauer zum Einsturz bringen

Wenn Sie mit EFT ein Problem bearbeiten, können Sie sich das so vorstellen: Sie klopfen die tragenden Steine aus einer dicken Mauer und bringen sie damit schnell zum Einsturz (siehe dazu auch »Der persönliche Friedensprozess«, Seite 69). Wenn Sie EFT regelmäßig anwenden, werden Sie feststellen, dass auch Probleme, die Sie gar nicht geklopft haben, plötzlich verschwunden sind. So reduziert sich Belastendes, und Sie bringen immer mehr Harmonie in Ihr Leben.

Die Zwiebel schälen

Das zweite Phänomen tritt direkt während des Klopfens auf. Oft kommt es vor, dass sich ein Thema während des Klopfens verändert: Aus Wut wird Trauer oder Hilflosigkeit. Oder durch das Klopfen werden neue Aspekte erkannt: Sie ärgern sich vielleicht über einen guten Freund, der Sie unlängst schlicht nicht beachtete. Sie klopfen den Ärger und die Enttäuschung, und plötzlich steigen immer mehr Erinnerungen an frühere Situationen auf, in denen Ähnliches passiert ist. Durch das Klopfen können Sie nun eine Erinnerung nach der anderen wie eine Zwiebel Schicht für Schicht schälen und am Ende auf ein so genanntes Kernthema stoßen, das der Ausgangspunkt für alle weiteren Probleme war. Wenn Sie dieses mittels EFT auflösen, haben Sie sich von einem echten »Brocken« befreit!

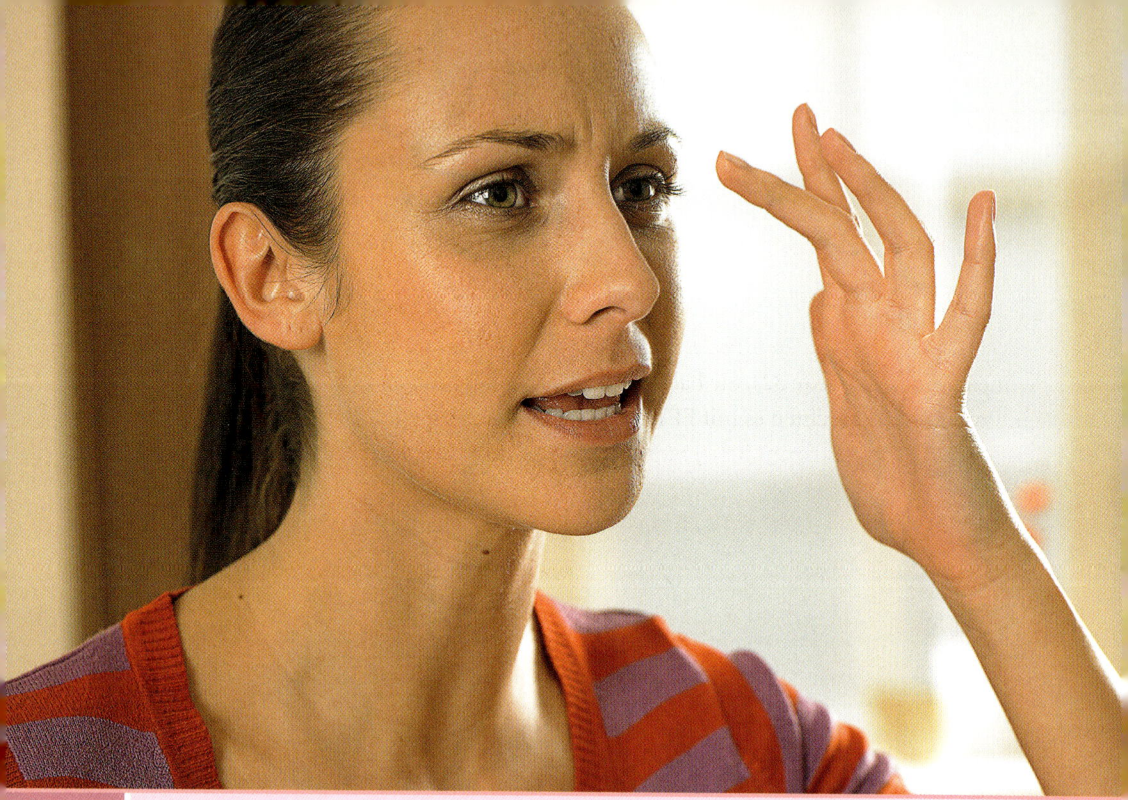

Verschiedene EFT-Techniken

EFT erschöpft sich nicht in einer einzigen Technik. Inzwischen haben sich viele verschiedene Varianten entwickelt – und noch immer ergeben sich neue Möglichkeiten, je nach individueller Situation. Möchten Sie sich zum Beispiel in einem Vorhaben unterstützen, wählen Sie am besten die Entscheidungstechnik. Haben Sie Bedenken, ein emotional aufwühlendes Thema zu bearbeiten, ist die Tränenfreie Trauma-Technik besonders empfehlenswert. Und mit Proxy Tapping können Sie sogar stellvertretend für andere Menschen – oder sogar Tiere – klopfen. Experimentieren Sie einfach und beobachten Sie, welche Variante Ihnen am besten gefällt und am meisten hilft. Das ist das Schöne: Bei EFT gibt es weder ein Müssen noch ein Sollen, sondern einfach nur Können und Dürfen!

Die Erzähltechnik

Momentan wird die Erzähltechnik am häufigsten angewandt. Die Grundform kennen Sie bereits (Seite 32). Sie haben ein Problem und möchten es mit EFT auflösen. Wie immer, formulieren Sie zuerst den passenden Einstimmungssatz und sprechen ihn dreimal aus, während Sie den Handkantenpunkt klopfen. Dann klopfen Sie die einzelnen Punkte durch und erzählen dabei alles, was Ihnen zu diesem bestimmten Aspekt einfällt. Wichtig dabei ist: Bleiben Sie möglichst dicht am Gefühl, welches Sie auflösen wollen.

Ein Beispiel: Es macht Sie wütend, dass Ihr Partner Ihnen nie richtig zuhört.

ES: »Auch wenn es mich wütend macht, dass er mir nie richtig zuhört, akzeptiere ich mich so wie ich bin.«

AI: *Diese Wut.*

AA: *Er hört mir nie richtig zu.*

MA: *Das macht mich richtig wütend.*

UN: *Ich fühle mich missachtet.*

KG: *Das sollte mir mal einfallen.*

SB: *Das macht mich so was von wütend.*

UA: *Ich interessiere ihn offenbar überhaupt nicht.*

AK: *Das tut mir einfach weh.*

Tief ausatmen!

Was hat sich verändert? Haben Sie gemerkt, dass eine neue Emotion aufgetaucht ist, nämlich der Schmerz über die Missachtung? Diesen Schmerz können Sie jetzt ohne Einstimmungssatz als Nächstes klopfen, entweder ganz normal in der Wiederholung des Kurzsatzes »dieser Schmerz« oder Sie machen weiter mit der Erzähltechnik:

AI: *Das tut mir so weh.*

AA: *Ich fühle mich so missachtet.*

MA: *Das tut mir weh.*

UN: *Das macht mich einfach hilflos.*

KG: *Ich kann tun, was ich will, es nutzt nichts.*

SB: *Er hört einfach nicht wirklich zu.*

UA: *Das verletzt mich so sehr.*

AK: *Das tut so weh.*

Tief Ausatmen!

WICHTIG !

BELASTENDE GEFÜHLE BIS AUF NULL KLOPFEN

Wichtig ist bei der Bearbeitung jeder belastenden Emotion, dass sie am Schluss nicht mehr zu spüren ist. Nur so ist gewährleistet, dass sie nicht am nächsten Tag bereits wieder auftaucht. Dadurch werden Sie weder zum ergebenen Schaf noch zum waghalsigen Draufgänger. Sie werden spüren, dass sich durch die Auflösung der negativen Emotion eine neue Sichtweise und eine neue Klarheit einstellen, die Sie befähigen, mit Dingen angemessener umzugehen und/oder sie aktiv und positiv zu verändern.

Wie fühlt es sich jetzt an? Je nachdem, welche Emotion im Vordergrund steht, klopfen Sie diese so lange, bis alles auf null ist. Beim letzten Durchgang kam zusätzlich die Hilflosigkeit zum Vorschein, die das Verhalten des Partners auslöst. Oft ist Hilflosigkeit gepaart mit Wut. Dann klopfen Sie »diese hilflose Wut« und erzählen die Geschichte dazu.

Die Filmtechnik

Distanz zu den eigenen Gefühlen schützt vermeintlich davor, Verletzungen, die man im Lauf seines Lebens schmerzhaft erfahren hat, erneut zu erleben. Man weicht solchen Verletzungen zwar innerlich aus, löst aber damit nicht das Problem. Stellen Sie sich vor, Sie drehen im Auto das Öllämpchen heraus, wenn es aufleuchtet. Sie sehen zwar das Problem nicht mehr – doch irgendwann bleibt Ihr Auto garantiert stehen.
Falls Sie ein besonders traumatisches Erlebnis zwar gern auflösen, aber nicht noch einmal durchleben wollen, dann setzen Sie am besten die Filmtechnik ein. Stellen Sie sich mit geschlossenen Augen vor, dieses Ereignis wäre ein kleiner Film von maximal zwei Minuten Länge, und geben Sie diesem Film einen Titel. Ein Beispiel: Sie sind als Kind von ein paar älteren Kindern übel verprügelt worden. Diesen Kurzfilm nennen Sie »Die Prügelei«. Jetzt klopfen Sie:
ES: »Auch wenn ich ein Problem mit dem Erlebnis mit dem Titel »Die Prügelei« habe, akzeptiere ich mich vollkommen so wie ich bin.« KS: *»Die Prügelei.«*
Lassen Sie den Film nach der kompletten Klopfrunde noch einmal vor Ihrem inneren Auge ablaufen. Was hat sich verändert? Gab es noch besondere Momente, die eine negative Emotion hervorriefen? Wenn ja, klopfen Sie diese Emotion noch einmal separat. Lassen Sie den Film anschließend ein weiteres Mal ablaufen. Normalerweise ist der Film jetzt weiter weg, irgendwie unschärfer oder gar nicht mehr abrufbar. Klopfen Sie so lange, bis der Filmtitel »Die Prügelei« bei der anschließenden Prüfung in keiner Sequenz mehr Stress in Ihnen auslöst.

Die Tränenfreie Trauma-Technik

Es gibt noch eine weitere Technik, mit der sich Traumata gut behandeln lassen, die Sie keinesfalls noch einmal durchleben oder auch nur ansatzweise nachempfinden möchten. Selbst schwer wiegende Traumata können damit bearbeitet werden. Allerdings empfiehlt es sich, diese Technik mit einem fachkundigen Therapeuten oder zumindest mit einer vertrauten Person anzuwenden.
Denken Sie an einen bestimmten traumatischen Vorfall aus Ihrer Vergangenheit. Sie könnten zum Beispiel als Kind

von einem Auto angefahren worden sein. Jetzt *vermuten* Sie, wie hoch der Wert auf der Stress-Skala wäre, wenn Sie sich das Ereignis lebhaft *vorstellen* würden. Sie brauchen sich dabei nicht in die Situation hineinzuversetzen. Schreiben Sie den Stresswert auf.

Bilden Sie nun einen Kurzsatz zum Klopfen, etwa »*dieses Das-Auto-überfährt-mich-Gefühl*«, und klopfen Sie den Satz an jedem Punkt. Jetzt *vermuten* Sie noch einmal, wie hoch der Stresswert sein könnte und lassen so lange weitere Klopfrunden folgen, bis Ihre Vermutung zwischen null und drei liegt.

Dann erst stellen Sie sich die traumatische Situation lebhaft vor. In der Regel ist nichts Traumatisches mehr vorhanden. Wenn doch, lassen sich auch die Reste in der nächsten Runde schnell auflösen.

Die Zetteltechnik

Diese Technik ähnelt der Filmtechnik, ist jedoch noch eine Stufe distanzierter. Sie eignet sich für all jene Fälle, in denen es schon Stress auslöst, bestimmte Dinge auch nur auszusprechen. Schreiben Sie diese Dinge einzeln auf einen Zettel und klopfen Sie.

ES: »Auch wenn das, was auf diesem Zettel steht, noch ein Riesenproblem für mich ist, akzeptiere ich mich vollkommen so wie ich bin.«

KS: »*Das Problem auf dem Zettel.*«

EINE TECHNIK ZUM LACHEN

INFO

Wir verwenden manchen Gelegenheiten auch gerne die Operntechnik. Dabei werden die Klopfsätze so dramatisch und überspitzt wie eine Oper gesungen, während Sie klopfen! Das hat einen sehr lösenden Effekt, besonders wenn jemand Sie verbal verletzt hat. Sehr schnell bleibt von dem ganzen Stress nur herzhaftes Gelächter, und von der Verletzung ist nichts mehr zu spüren.

Überprüfen Sie auch hier wieder das Gefühl, das es noch in Ihnen auslöst, wenn Sie den Zettel anschauen oder ihn laut lesen. Klopfen Sie die einzelnen Aspekte, die zusätzlich hochkommen, so lange, bis alles aufgelöst ist.

Für besonders komplexe Themen

Sie können die Zetteltechnik auch anwenden, wenn Sie ein sehr komplexes Thema bearbeiten wollen und sich nicht recht entscheiden können, was momentan wirklich akut ist. Schreiben Sie alles, was Ihnen zu diesem Thema einfällt, auf einen Zettel und klopfen Sie Punkt für Punkt nach der bekannten Vorgehensweise. Es kann zumindest einen guten Einstieg bieten und Ihnen helfen, das

Thema in seiner generellen Stresswirkung so weit herunterzuklopfen, dass Sie sich anschließend den einzelnen Aspekten widmen können.

Die Entscheidungstechnik

Die Entscheidungstechnik stammt von Dr. Patricia Carrington, eine Pionierin von EFT. Die Technik an sich ist sehr einfach, aber höchst wirkungsvoll. Voraussetzung ist, dass Sie Ihr Problem zwar schon etwas »entschärft« haben, aber doch eine gewisse Wegstrecke noch vor Ihnen liegt. Dann können Sie quasi als innere Anfeuerung einen passenden positiven Entscheidungssatz einsetzen, der für Sie das genaue Gegenteil des negativen Zustands bedeutet, den Sie bearbeiten wollen. Ein Beispiel:

Sie ärgern sich darüber, dass Sie nicht einschlafen können, weil Ihre Gedanken um wichtige Dinge kreisen, die Sie am nächsten Tag lösen müssen. Beginnen Sie mit folgendem Satz:

ES: »Auch wenn es mich ärgert, dass ich jetzt nicht einschlafen kann, entscheide ich mich dafür, darauf zu vertrauen, dass mein Unterbewusstsein wie im Schlaf dafür sorgt, dass alles gut läuft.«

Jetzt klopfen Sie als Erstes eine Runde mit folgendem Klopfsatz:

KS: »*Dieser Ärger, dass ich nicht einschlafen kann.*«

Sofort anschließend klopfen Sie die nächste Runde mit dem positiven Entscheidungssatz.

KS: »*Ich entscheide mich jetzt dafür, darauf zu vertrauen, dass mein Unterbewusstsein wie im Schlaf dafür sorgt, dass alles gut läuft.*«

In der dritten und letzten Runde wechseln Sie die Sätze ab:

AI: *Dieser Ärger.*

AA: *Ich entscheide mich jetzt, darauf zu vertrauen, dass mein Unterbewusstsein wie im Schlaf dafür sorgt, dass alles gut läuft.*

MA: *Dieser Ärger.*

UN: *Ich entscheide mich jetzt, darauf zu vertrauen, dass mein Unterbewusstsein wie im Schlaf dafür sorgt, dass alles gut läuft.*

KG: *Dieser Ärger.*

So geht es abwechselnd weiter, bis Sie oben auf dem Kopf mit dem Entscheidungssatz enden. Fehlt Ihnen ein Punkt, dann klopfen Sie ruhig einen anderen Punkt zweimal. Wichtig ist, dass die positive Aussage zum Schluss kommt.

Benutzen Sie im Fall von Schlaflosigkeit Formulierungen, die Sie nicht unter Druck setzen, unbedingt schlafen zu müssen, andernfalls verschärfen Sie das Problem eher. Sagen Sie lieber »… entscheide ich mich, angenehm zu dösen«, »… dieses weiche Kissen zu genießen«, »… mich ruhig in meine Decke zu kuscheln«. Je angenehmer Ihnen Ihr Gedanke ist, desto schneller tritt – eben »wie im Schlaf« – der gewünschte Effekt ein.

Think pink – und auch positiv formulieren

Durch dieses »Entscheidungs-Trio« (die drei genannten Klopfrunden), wie Patricia Carrington es nennt, installieren Sie einen Mechanismus, mit dem Sie Ihr Unterbewusstsein sofort auf Positiv umschalten, selbst wenn noch etwas vorhanden ist, das Stress verursacht. Obendrein verhindert diese Form der Anwendung solche Gedanken wie »Das klappt ja doch nicht!« oder »Wie soll das gehen?«, denn gegen eine Entscheidung kann unser innerer Kritiker nichts einwenden. Sie können den Entscheidungssatz direkt an den Klopfsatz anhängen: »Auch wenn ich immer noch an diesem Problem festhänge, entscheide ich mich dafür, dieses Problem jetzt endgültig loszulassen.« Diese Lösung empfiehlt sich vor allem dann, wenn Sie auf einem Thema schon ein Weilchen »herumkauen«.
Formulieren Sie Ihre Entscheidung immer positiv! »Nicht« oder »kein« ist alles andere als positiv. In einem Geschäft sagen Sie auch »Ich entscheide mich für dieses Paar Schuhe« und nicht »Ich möchte diese Hose nicht haben«. Achten Sie darauf, dass Ihre positive Entscheidung wirklich dem entspricht, was *Sie* wollen, nicht was Sie glauben, tun oder denken zu müssen, weil andere es von Ihnen erwarten. Nur *Sie* sollen sich mit Ihrer Entscheidung wohl fühlen!

WICHTIG !

SUCHEN SIE EINE EHRLICHE ENTSCHEIDUNG

Prüfen Sie bei der Entscheidungstechnik immer, wie wahr Ihre Entscheidung für Sie ist. Denken Sie sich statt der Stress-Skala eine Wahrheitsskala. Null heißt: stimmt überhaupt nicht, zehn bedeutet: stimmt völlig!
Klopfen Sie so lange das »Entscheidungs-Trio« (Seite 48) bis Ihre positive Entscheidung auf der Wahrheitsskala mindestens auf acht ist!
1. Runde: »Der Ärger, dass ich ...«,
2. Runde: »Ich entscheide mich ...«,
3. Runde: Beide Sätze abwechselnd.

Schriftliche Unterstützung hilft

Um ein negatives Gefühl mit der Entscheidungstechnik leichter aufzulösen, können Sie auf folgendes Hilfsmittel zurückgreifen: Nehmen Sie exakt das positive Gegenteil von dem negativen Zustand, den Sie auflösen wollen. Schreiben Sie den Entscheidungssatz auf kleine Kärtchen, verteilen Sie diese als Erinnerung überall – im Auto, in der Küche, im Badezimmer, am Arbeitsplatz – und sprechen Sie ihn mehrmals am Tag laut aus oder klopfen Sie eine Runde. Das intensiviert die neue positive Bahnung in Ihrem Gehirn und lässt negativen Gedanken zunehmend weniger Raum.

Die Pingpong-Technik

Eine Variante der Entscheidungstechnik ist die Pingpong-Technik, die wir in unserer täglichen Praxis aus der Entscheidungstechnik entwickelt haben. Sie ist immer da nützlich, wo zwei Seelen in der Brust miteinander kämpfen oder Sie sich nicht zwischen zwei gleich attraktiven Möglichkeiten entscheiden können.

In der Pingpong-Technik packen Sie die beiden widersprüchlichen Gefühle in einen Einstimmungssatz und wechseln im anschließenden Klopfdurchgang von einem Punkt zum anderen zwischen den Gefühlen hin und her. Ein Beispiel:

Sie fühlen sich zu jemandem sehr hingezogen und gleichzeitig stößt Sie vieles an der Person ab. ES: »Auch wenn ich mich einerseits zu XY hingezogen fühle und andererseits mich sein Verhalten genauso stark abstößt, akzeptiere ich mich so wie ich bin.«

AI: *Ein Teil von mir fühlt sich hingezogen …*

AA: *… und ein anderer Teil doch abgestoßen.*

MA: *Einen Teil in mir zieht es zu ihm hin …*

UN: *… und ein Teil sagt nein.*

So klopfen Sie den Durchgang weiter. Damit erreichen Sie eine Beruhigung auf beiden Seiten gleichzeitig und werden feststellen, dass entweder eine der beiden Seiten deutlicher in den Vordergrund rückt oder sich eine völlig neue Sichtweise ergibt. Im Kapitel über Beziehungen (Seite 81) werden Sie noch mehr darüber lesen.

Wenn Sie zwischen zwei Alternativen hin- und herwechseln, könnte das so lauten:

AI: *Ich möchte die rote Bluse.*

AA: *Oder doch die blaue?*

MA: *Aber die rote ist so schön knallig.*

Sie können auch mit einer negativen und einer positiven Aussage Pingpong spielen (wie in der dritten Runde der Entscheidungstechnik). Ihrer Fantasie sind keine Grenzen gesetzt.

Stressabbau in zwei Richtungen

Die Pingpong-Technik hat den Vorteil, dass Sie unbewussten Stress auf beiden Seiten gleichzeitig abbauen und sich klar für eine Richtung oder sogar für eine dritte Variante entscheiden können. Denn mit dieser Methode wird ein Zwiespalt deutlich, ohne dass er durch irgendeine Form von Stress verzerrt ist.

Die Pingpong-Technik können Sie auch dort einsetzen, wo Sie ganz bewusst alte, überholte Gedanken-, Verhaltens- oder Gefühlsmuster durch neue ersetzen wollen. Das heißt, Sie klopfen einerseits die Belastung durch das alte Muster weg, und gleichzeitig löst sich auch eventueller Stress im neuen Muster auf. Indem Sie beides laut aussprechen, spüren Sie schneller, ob das neue Muster auch wirklich das ist, was Ihren Wünschen entspricht, oder ob sich nicht doch noch kleine Haken und Ösen darin verbergen. Die Pingpong-Technik liegt schon im Einstimmungssatz verborgen. Viele Menschen haben Stress mit der Aussage, dass sie sich selbst akzeptieren so wie sie sind. Mit dieser Technik stellen sie nach einer Weile fest, dass sich der Stress aufgelöst oder sich zumindest sehr verringert hat. Dazu lässt sich Folgendes klopfen: ES: »Auch wenn ich mich überhaupt nicht so akzeptieren kann, wie ich bin, akzeptiere ich mich voll und ganz so wie ich bin.«

AI: *Ich kann mich einfach nicht akzeptieren.*

AA: *Ich akzeptiere mich trotzdem so wie ich bin.*

MA: *Ich habe viel zu viele Macken.*

UN: *Ich akzeptiere mich trotzdem so wie ich bin.*

KG: *Ich werde mich niemals so akzeptieren können wie ich bin.*

SB: *Ich akzeptiere mich trotzdem so wie ich bin.*

UA: *Ich habe viel zu viele Fehler.*

AK: *Ich akzeptiere mich trotzdem voll und ganz so wie ich bin.*

Und ausatmen!

Wiederholen Sie den Durchgang so lange, bis Sie keinen Stress mehr damit haben, zu sagen: »*Ich akzeptiere mich trotzdem so wie ich bin.*«

TIPP

BEIM ARZT, IM AUTO, UNTERWEGS

Sie liegen mit offenem Mund unter dem Bohrer und der freundliche Zahnarzt grummelt etwas Beruhigendes, während Ihnen der Angstschweiß ausbricht. Statt sich an den Stuhllehnen festzuklammern, kneifen Sie einfach Ihren Handkantenpunkt und denken sich durch die Klopfabfolge. Erstens lenkt es ab, und zweitens hilft es. Sie können wahlweise auch die Fingerpunkte mit dem Daumen der gleichen Hand berühren. Auch zwischendurch angewendet, hilft Ihnen das, Ihr energetisches Gleichgewicht schneller zu erlangen. Nehmen Sie auch ruhig den Ringfinger mit dazu, selbst wenn er im Originalrezept von Gary Craig nicht enthalten ist.

Je nach Situation können Sie unauffällig nacheinander alle Punkte berühren und sich auf das belastende Gefühl konzentrieren. Die meisten Menschen berühren sich ständig irgendwie, daher fällt es kaum auf. Beim Autofahren können Sie die Handkante leicht auf dem Lenkrad klopfen, natürlich unter Beachtung der Fahrsicherheit!

Es hilft schon, den gesamten Klopfprozess zu visualisieren, was nach einer gewissen Klopfroutine und mit erhöhter Konzentration gut gelingt. Die Anstrengung wird durch das Ergebnis wettgemacht.

Proxy Tapping

Hinter diesem Namen verbirgt sich die Technik, mit der Sie stellvertretend für andere klopfen können, gleichgültig ob Mensch oder Tier. Wenn jemand nicht in der Lage ist, selbst für sich zu klopfen, weil er vielleicht zu krank, zu alt, zu schwach oder zu klein ist, Pfoten, Flügel, Flossen oder Hufe hat, können Sie stell vertretend klopfen. (Wie Sie stellvertretend für Ihr Baby klopfen, erfahren Sie auf Seite 103.)
Sie können auch für eine Person klopfen, mit der Sie ein großes Problem haben. Denken Sie dabei immer daran, auch Ihre eigenen Emotionen zu bearbeiten, die der Zustand des anderen und die Situation als solche in Ihnen auslösen.
Proxy Tapping bietet zwei Varianten:

INFO

PROXY TAPPING IN STRESS-SITUATIONEN

Sie können auch für jemanden klopfen, der momentan in einer besonderen Stress-Situation ist, etwa wegen einer Prüfung, einer Operation oder einem Aufenthalt auf der Intensivstation. Primär sind mit solchen Situationen Ängste verbunden: die Angst zu versagen, nicht mehr aus der Narkose aufzuwachen oder zu sterben. Klopfen Sie Ihre Vorstellung, wie es der Person gerade gehen mag.

› Variante 1
ES: »Ich klopfe jetzt stellvertretend für XY. Auch wenn XY … (hier folgt die Beschreibung des Problems), ist er/sie doch vollkommen okay so wie er/sie ist.«
KS: »*Das* (Problem einsetzen) *von XY.*«
› Variante 2
ES: »Ich bin jetzt XY und auch wenn ich (Problem von XY einsetzen), akzeptiere ich mich vollkommen so wie ich bin.«
KS: »*Dieses* (Problem einsetzen).«
Zum Schluss gehen Sie bewusst aus der Stellvertreterrolle heraus, indem Sie sagen: »Ich bin jetzt wieder voll und ganz XY (den eigenen Namen einsetzen).«
Mit Variante 1 sind Sie etwas distanzierter, mit Variante 2 können Sie sich möglicherweise in den anderen etwas mehr hineinfühlen. Welche Form Sie auch wählen: Sie können weder sich noch anderen schaden. Warum das so ist, erfahren Sie im nächsten Abschnitt.

Das eigene Energiesystem – der heiße Draht

Mit Proxy Tapping bringen Sie primär Ihr eigenes Energiesystem in Balance. Da alle Menschen in gewisser Weise miteinander verbunden sind, kommt auch jemand, an den Sie denken, in Balance, weil sich diese Verbindung intensiviert. Die beiden Energiesysteme verhalten sich quasi wie kommunizierende Röhren. Forschungen haben gezeigt, dass die

eigene Herzfrequenz Einfluss auf das EEG eines anderen Menschen haben kann, der sich in unserer Nähe befindet. Wenn wir also unser eigenes Energiesystem ins Gleichgewicht bringen, beeinflussen wir gleichzeitig das Energiesystem des anderen positiv. Das passiert übrigens ohnehin ständig, ohne dass wir uns dessen bewusst sind.
Wenn Sie für einen Menschen in Ihrem Gesichtskreis klopfen, vertrauen Sie ruhig Ihrer Intuition. Klopfen Sie so lange, bis Sie den Eindruck haben, seine Stress-Skala ist auf null. Sie manipulieren nicht und Sie können auch niemanden gegen seinen Willen beeinflussen, wenn Sie stellvertretend für ihn klopfen. Dennoch sollten Sie stets um Erlaubnis bitten.

Besondere Situationen

Auch in einer Notsituation sollten Sie fragen, ob es für den anderen in Ordnung ist, berührt zu werden. Falls ja, beginnen Sie mit der Handkante und sprechen Sie die Sätze, während Sie die einzelnen Punkte klopfen. Falls nein, klopfen Sie Ihre eigenen momentanen Emotionen, das bringt Sie wieder ins Gleichgewicht. Wenn jemand nicht in der Lage ist, eine Erlaubnis zu erteilen, können Sie die Punkte an ihm sehr sanft klopfen oder nur berühren und die Sätze für ihn denken oder sprechen. Vergessen Sie nicht, dass auch Komapatienten und bewusstlose Menschen mitbekommen können, was Sie sagen. Stoppen Sie bei Abwehr (die meist eine reflektorische Reaktion auf ein Trauma ist) sofort und klopfen Sie stellvertretend an sich weiter. Auch während einer medizinischen (Not-) Versorgung können Sie klopfen, und zwar das, was Sie wahrnehmen: Zittern, Übelkeit, Schweißausbrüche, Herzrasen.

Für Tiere klopfen

Es ist sogar möglich, für Tiere zu klopfen. Auch hier gilt: Sie können weder sich noch dem Tier schaden! Schlimmstenfalls ändert sich nichts. Ein Beispiel für die schnelle Wirkung von EFT auf Tiere zeigt folgender Fall:
Robert hatte einmal ein Ehepaar mit Hund zu Besuch. Das Tier hatte große Angst vor Fremden, es verkroch sich sofort unter dem Sofa oder einem anderen Möbel und ließ sich nur hervorlocken, wenn außer Herrchen niemand im Raum war. So verschwand der Hund auch jetzt mit eingekniffenem Schwanz unter einem Sessel. Robert machte für ihn Proxy Tapping und klopfte seine Angst vor Fremden, die Angst, geschlagen zu werden und die Angst vor lauten Geräuschen. Nach zwei Klopfdurchgängen kam der Hund plötzlich unter dem Sessel hervor, lief zu seinem völlig verblüfften Herrchen, legte sich friedlich zu dessen Füßen nieder, wobei er die übrigen Anwesenden keines Blickes würdigte. Die Angst vor Fremden war und blieb verschwunden.

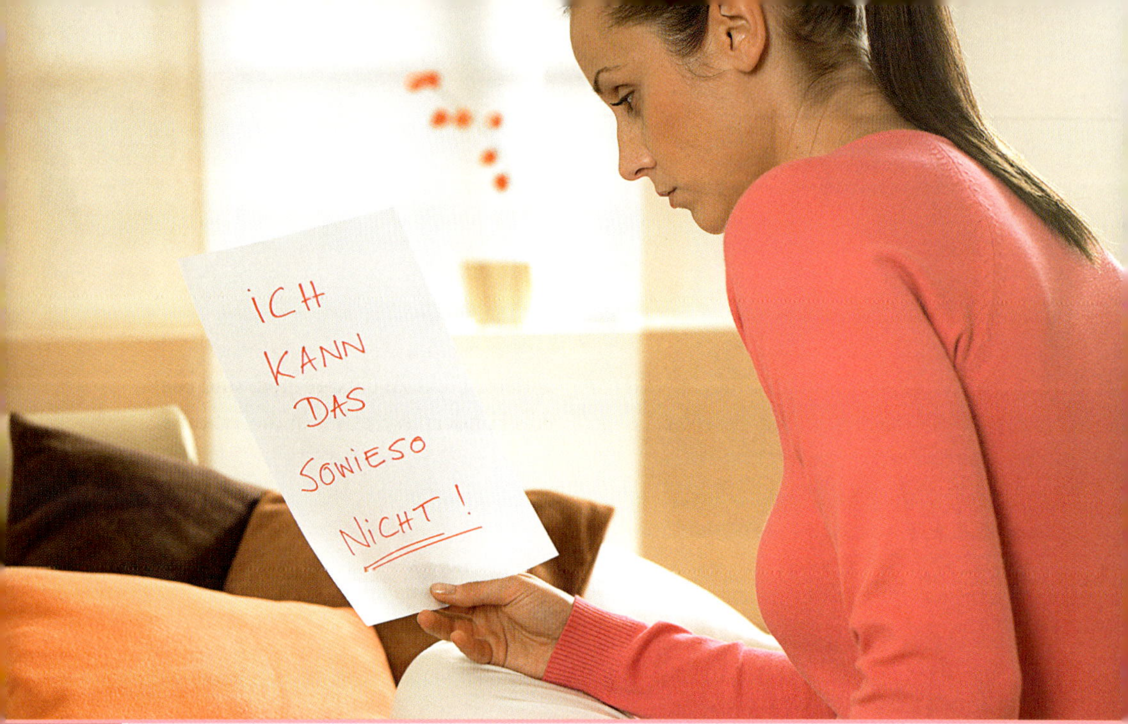

Wirkungsbremsen

Nehmen wir an: Sie klopfen eine Runde nach der anderen, sind sich sicher, Ihren Einstimmungs- und Ihren Klopfsatz treffend formuliert zu haben, wissen, dass Sie nichts falsch machen können – und dennoch stellt sich der gewünschte Erfolg nicht ein. Es muss also irgendwelche Stolpersteine geben, die die Wirkung von EFT einschränken oder schlimmstenfalls ganz verhindern. Häufig sind es unbewusste innere Einwände, die irgendwann einmal ihre Berechtigung hatten, sich aber inzwischen in eine Form von heimlicher Sabotage verwandelt haben. Doch keine Bange, auch solche Dinge lassen sich mit EFT auflösen!

Die innere Sabotage

Kennen Sie das? Sie wollen (auch aus gesundheitlichen Gründen) abnehmen und kommen doch wieder einmal nicht am Schokoladenregal vorbei. Manche Dinge bekommen Sie einfach nicht auf die Reihe, obwohl sie Ihnen ausgesprochen wichtig sind. Innere Einwände und kritisierende Gedankenmuster scheinen verhindern zu wollen, was Sie bewusst anstreben. Das Verrückte daran ist, dass sich viele Menschen dessen oft sogar bewusst sind, es aber trotzdem nur mit Mühe – oder manchmal gar nicht – schaffen, das Gewünschte in die Tat umzusetzen. Damit vereiteln sie möglicherweise ein erfülltes und freudvolles Leben. Deshalb ist es so wichtig, die innere Sabotage aufzulösen.

Negative Glaubenssätze

Ein großer Hemmschuh sind negative Glaubenssätze und negative Erwartungen, deren Wurzeln nicht selten bis in die Kindheit zurückreichen. Solche Glaubenssätze können sein: »Ich schaffe das doch nicht«, »Ich weiß noch nicht genug«, »Bei mir wirkt sowieso nichts«, »Ich muss härter als andere arbeiten, um Erfolg zu haben«, »Ich bin nicht attraktiv genug«, »Ich kann machen, was ich will, es hilft ja doch nichts«, »Mich will eh keiner«. Kommt Ihnen einer dieser Sätze bekannt vor? Gemäß dem Resonanzprinzip (Kasten Seite 56) bestätigen sich solche Aussagen auch oft genug, sodass wir an ihrem Wahrheitsgehalt kaum zweifeln. Der Teufelskreis negative Erwartung – Bestätigung – negative Erwartung dreht sich auf diese Weise immer weiter. Mit EFT können Sie ihn jedoch jederzeit durchbrechen.

Die Angst, nicht zu genügen, oder Angst, den Erwartungen und Anforderungen anderer nicht zu entsprechen, sind ebenfalls Hindernisse, etwas in die Tat umzu-

INFO

DIE PSYCHOLOGISCHE UMKEHRUNG

Sie finden in der Literatur über EFT für die innere Sabotage auch den Ausdruck »psychologische Umkehrung« oder »psychoenergetische Umkehrung«, abgekürzt PU. Dieser Ausdruck stammt von Dr. Callahan (Seite 14), der bei kinesiologischen Muskeltests Folgendes beobachtete: Bei manchen Menschen bleibt der Testmuskel bei negativen Aussagen stark und bei positiven wird er schwach. Die Testmuskeln reagierten also umgekehrt, deshalb »Psychological Reversal«, »psychologische Umkehrung«. Mit PU wird jeder innere Widerstand bezeichnet, der einen Heilungsprozess oder eine Problemlösung verhindert. Wir nennen dieses Phänomen treffender und anschaulicher »innere Sabotage«, da es auf ursprünglich nützlichen, inzwischen aber unangemessenen Versuchen beruht, sich vor etwas zu schützen.

setzen. Sie untergraben die Kreativität und die Selbstsicherheit. Wir tun Dinge nicht, weil sie *uns* Spaß machen, sondern wir tun sie für andere. Angst hält davon ab, ehrlich mit sich zu sein und entsprechend konsequent zu handeln, sei es in der Beziehung, mit den Kindern oder im beruflichen Umfeld. Manche Menschen bleiben lieber in Umständen gefangen, die müde machen und stressen.
Als EFT-Therapeuten können wir nur jeden ermutigen, heimliche und offensichtliche Selbstzweifel und übermäßige Selbstkritik mit EFT Schicht für Schicht aufzulösen. Denn sie sind große Blockaden gegen ein erfülltes Leben.

INFO

DAS RESONANZPRINZIP

Einer der wichtigsten Effekte von EFT beruht auf dem Resonanzprinzip: Wenn Sie ein bestimmtes Auto kaufen wollen, sehen Sie überall genau dieses Auto. Wenn Sie schwanger sind, sehen Sie überall Schwangere. Wenn Sie gestresst sind, begegnen Ihnen überwiegend gestresste Leute. Wenn Sie Ihren eigenen Stress abbauen, verändert sich nicht nur Ihre Wahrnehmung, sondern es verändern sich auch die Reaktionen Ihrer Mitmenschen. Ihnen werden mehr entspannte und lächelnde Menschen begegnen – das Ergebnis Ihrer positiven Ausstrahlung.

So lösen Sie die innere Sabotage auf

Wenn Sie merken, dass Sie mit einem Thema nicht so recht weiterkommen und der Stresslevel sich einfach nicht verändern will, stellen Sie sich folgende Frage: »Was könnte mich daran hindern, dieses Problem zu lösen?« Welche Einwände fallen Ihnen ein? Wovor schützt Sie Ihr Problem oder hat es Sie irgendwann einmal geschützt? Welchen Nutzen ziehen Sie im Moment aus Ihrem Problem oder haben Sie irgendwann einmal daraus gezogen? Wenn Ihnen definitiv nichts einfällt, müssen Sie raten, was es sein könnte. Sie werden aller Wahrscheinlichkeit nach genau richtig liegen mit Ihrer Vermutung! Am besten schreiben Sie alles auf, was Ihnen spontan in den Sinn kommt, selbst wenn es weit hergeholt oder völlig unzutreffend erscheint. Aus diesen Einwänden formulieren und klopfen Sie Ihre »Auch wenn«-Sätze. Ein Beispiel:
Sie haben Angst, frei auszusprechen, was Sie wirklich denken oder was Sie wollen. Zudem glauben Sie nicht daran, dass so etwas Einfaches wie EFT ein so gewichtiges Problem auflösen kann, das Sie schon seit Ihrer Kindheit begleitet und belastet. Klopfen Sie dann:

ES: »Auch wenn ich nicht daran glaube, dass ich mit EFT meine Angst auflösen kann, frei auszusprechen, was ich denke, akzeptiere ich mich zutiefst und vollständig so wie ich bin.«
KS: »*Dieser Unglaube.*«
Klopfen Sie alle (auch die entferntesten) Aspekte und Gefühle, die Sie mit diesem Thema verbinden. Das könnten beispielsweise Schuldgefühle sein, gegen ein Verbot der Eltern zu verstoßen, oder Angst, als vorlaut zu gelten, oder die Sorge, sich lächerlich zu machen.
Indem Sie den möglichen Gründen nachspüren, lösen Sie den Stress auf, den dieser innere Widerstand in Ihnen hervorruft, und Sie sind offener für Veränderungen. Häufige Einwände mit entsprechenden Einstimmungssätzen stellen wir Ihnen nachfolgend vor. Formulieren Sie die zu Ihrem Problem passenden Sätze entsprechend um. Ersetzen Sie die Teile in Klammern einfach durch Ihr persönliches Problem und klopfen Sie es.

Generelle Blockaden

ES: »Auch wenn mich eine ureigenste Blockade daran hindert, (frei sprechen) zu können, …«
KS: »*Diese ureigenste Blockade.*«
ES: »Auch wenn ich nicht weiß, was mich daran hindert, (mich frei auszudrücken), …«
KS: »*Ich weiß nicht, was mich hindert.*«
ES: »Auch wenn eine zutiefst unbewusste Angst mich daran hindert, jemals (frei heraus zu sagen, was ich wirklich denke und fühle), …«
KS: »*Diese unbewusste Angst.*«

Angst vor Ablehnung und Verlust

ES: »Auch wenn ich Angst habe, abgelehnt zu werden, wenn ich plötzlich (sage, was ich will), …«
KS: »*Diese Angst vor Ablehnung.*«
ES: »Auch wenn ich Angst habe, ich werde angegriffen, (wenn ich auf einmal frei sage, was ich wirklich fühle), …«
KS: »*Diese Angst davor, angegriffen zu werden.*«
ES: »Auch wenn ich Angst habe, keine Zuwendung mehr zu bekommen, wenn ich plötzlich beginne, (zu sagen, was ich wirklich denke), …«
KS: »*Diese Angst vor Verlust.*«
ES: »Auch wenn ich Angst habe, verlassen zu werden, wenn ich (sage, was ich denke), …«
KS: »*Diese Angst, verlassen zu werden.*«
ES: »Auch wenn ich Angst habe, meinen Job zu verlieren, wenn ich (den Mund aufmache), …«
KS: »*Diese Angst, den Job zu verlieren.*«

Angst vor Konsequenzen und Überforderung

ES: »Auch wenn ich Angst habe, dass ich mich zu sehr verändere, wenn ich (frei sprechen kann), …«
KS: »*Diese Angst vor Veränderung.*«

INFO

VOM ANGSTHASEN ZUM DRAUFGÄNGER?

Sie werden nicht plötzlich ein waghalsiger Fahrer, wenn Sie keine Angst mehr vor dem Autofahren haben. Sie mutieren nicht zu einem vorlauten Großmaul, wenn Sie Ihre Meinung sagen. Sie springen auch nicht von einer Brücke, wenn Sie keine Angst mehr vor der Tiefe haben. Auch solche Befürchtungen sind also letztlich nichts anderes als innere Sabotage. Natürliche Schutzfunktionen für Ihr Leben werden niemals außer Kraft gesetzt, wenn Sie Ihre Ängste mit EFT auflösen.

ES: »Auch wenn ich Angst habe, ich werde (frech und vorlaut, wenn ich plötzlich frei sprechen könnte), ...«
KS: *»Diese Angst vor dem Frechwerden.«*
ES: »Auch wenn ich Angst habe, dass ich mich völlig überfordert fühle, wenn ich auf einmal (frei sprechen könnte), ...«
KS: *»Diese Angst vor Überforderung.«*
ES: »Auch wenn ich Angst habe, dass es negative Konsequenzen für mich haben könnte, wenn ich plötzlich (frei sprechen kann), ...«
KS: *»Diese Angst vor Konsequenzen.«*
ES: »Auch wenn ich Angst habe, dass der Effekt des Klopfens doch nicht auf Dauer anhält, ...«
KS: *»Diese Angst, es hält nicht an.«*
ES: »Auch wenn ich Angst habe, ich mache mir nur etwas vor, ...«
KS: *»Diese Angst, mir etwas vorzumachen.«*

Mangelnde Selbstsicherheit

ES: »Auch wenn ich Angst habe, doch wieder zu versagen, (wenn ich die nächste Präsentation halten soll), ...«
KS: *»Diese Angst zu versagen.«*
ES: »Auch wenn es für mich einfach sicherer ist, (den Mund zu halten, weil ich dann nicht Gefahr laufe, dummes Zeug zu reden und deswegen abgelehnt zu werden), ...«
KS: *»Diese Angst vor Ablehnung.«*
ES: »Auch wenn ich Angst habe, ich werde verletzt, wenn ich (sage, was ich wirklich fühle), ...«
KS: *»Diese Angst vor Verletzung.«*
ES: »Auch wenn ich Angst habe, andere zu verletzen, wenn ich (sage, was ich denke), ...«
KS: *»Diese Angst, andere zu verletzen.«*

Negative Erwartungen

ES: »Auch wenn ich genau weiß, dass (mir doch nie die richtigen Worte einfallen werden), ...«
KS: *»Diese feste Überzeugung.«*
ES: »Auch wenn ich es mir einfach nicht vorstellen kann, jemals (frei sprechen zu können), ...«
KS: *»Dieser Unglaube/Zweifel.«*
ES: »Auch wenn ich immer schon unfähig war, (den Mund aufzumachen), ...«

KS: »*Diese Unfähigkeit.*«
Die Reihe möglicher Blockaden ließe sich beliebig fortsetzen. Denken Sie nur an zu geringe oder überhöhte Erwartungen an eine EFT-Behandlung.

Zu geringe Erwartung

Menschen mit einer zu geringen Erwartung an die Wirkung von EFT haben generell eine niedrige Erwartungshaltung bezüglich der Erfüllung ihrer Wünsche und Ziele. Sie glauben von vorneherein kaum an eigene Erfolge und lassen sich schnell entmutigen. »Bei mir klappt das ja doch nicht!« ist eine ihrer typischen Aussagen. Dahinter stecken oft unerfüllte Wünsche und Enttäuschungen aus der Kindheit, die sich tief eingeprägt haben. In der Regel gehen damit ein niedriges Selbstwertgefühl und eine tiefe Unsicherheit einher. Bearbeiten Sie zuerst diese grundlegenden Gefühle mit EFT, um den Weg für eine neue und optimistischere Sicht der Dinge frei zu machen.

»Es geht schon« geht nicht

Zu frühes Aufhören kann den Erfolg einer EFT-Anwendung ebenfalls erheblich sabotieren. Geben Sie sich nicht zufrieden, wenn der Stresslevel noch bei zwei oder gar drei liegt. Erfahrungsgemäß ist ein Thema erst dann nachhaltig aufgelöst, wenn es absolut keinen Stress mehr hervorruft. Und wenn wir sagen »keinen«, meinen wir auch keinen, auch nicht das klitzekleinste Bisschen! Klopfen Sie also noch ein bis zwei Runden weiter. Oft stellt sich genau dann eine deutliche Erleichterung ein.
Machen Sie zwischendurch auch immer mal die Gamutübung (Seite 36) zur Gehirnbalance!

Nehmen Sie sich Zeit für sich!

Manche Menschen – in erster Linie Frauen – sind es nicht gewöhnt, sich Zeit für eigene Bedürfnisse zu nehmen. Sie hören auf zu klopfen, weil es »schon so viel besser« geworden ist, und wundern sich, wenn das Problem nach kurzer Zeit wieder auftaucht. Es war eben noch ein Rest »emotionaler Eiter« da. »Ach, es geht schon!« oder »Der Rest geht von allein weg« sind deutliche Indizien dafür, dass Sie auf dem falschen Weg sind! Statt sich die nötige Zeit zu gönnen, werden die Gefühle unterdrückt – eine innere Sabotage.

TIPP

SIE SOLLTEN SICH DER NÄCHSTE SEIN

Sich Zeit für die eigenen Bedürfnisse zu nehmen, erhöht die Lebensqualität. Klopfen Sie den Satz: »Auch wenn ich mir nie Zeit für mich selbst gönne, akzeptiere ich mich so wie ich bin!« Entwickeln Sie einen gesunden Egoismus! Sie bewältigen Ihren Alltag damit stressfreier.

Lieber lösen als leiden

Möglicherweise ist Ihnen auch die Lust abhanden gekommen, sich weiter mit Ihrem Problem auseinanderzusetzen und daran »herumzudoktern«. Das ist eher bei chronischen Dingen der Fall. Manche Menschen neigen dazu, lieber zu leiden als zu lösen. Lösen bedeutet tatsächlich auch Arbeit, selbst mit einer verhältnismäßig rasant wirkenden Methode wie EFT. Eine Kopfschmerztablette ist gelegentlich als Notlösung durchaus angebracht, aber langfristig werden Sie Ihre Kopfschmerzen nur los, wenn Sie die Ursache herausfinden und sie beheben.

Zu zweit geht's leichter

Wenn Sie merken, dass Sie in die Null-Bock-Falle geraten sind und überhaupt keine Lust haben, sich mit einem Problem auseinanderzusetzen, geschweige denn, es zu klopfen, verabreden Sie sich mit jemanden, mit dem Sie zusammen klopfen können. Meist ist dann der Widerstand kleiner, und Sie bekommen von Ihrem Gegenüber eventuell genau jene Hinweise, die Sie brauchen, um Ihr Thema weiter bearbeiten zu können. Klopfen zu zweit oder in einer größeren Runde macht mehr Spaß, und obendrein profitieren Sie voneinander. Sie umgehen damit auch eine mögliche »Betriebsblind-

> Klopfen zu zweit macht mehr Spaß, überbrückt eine bei langwierigen Problemen eventuell auftretende Unlust und schützt vor gelegentlicher »Betriebsblindheit«.

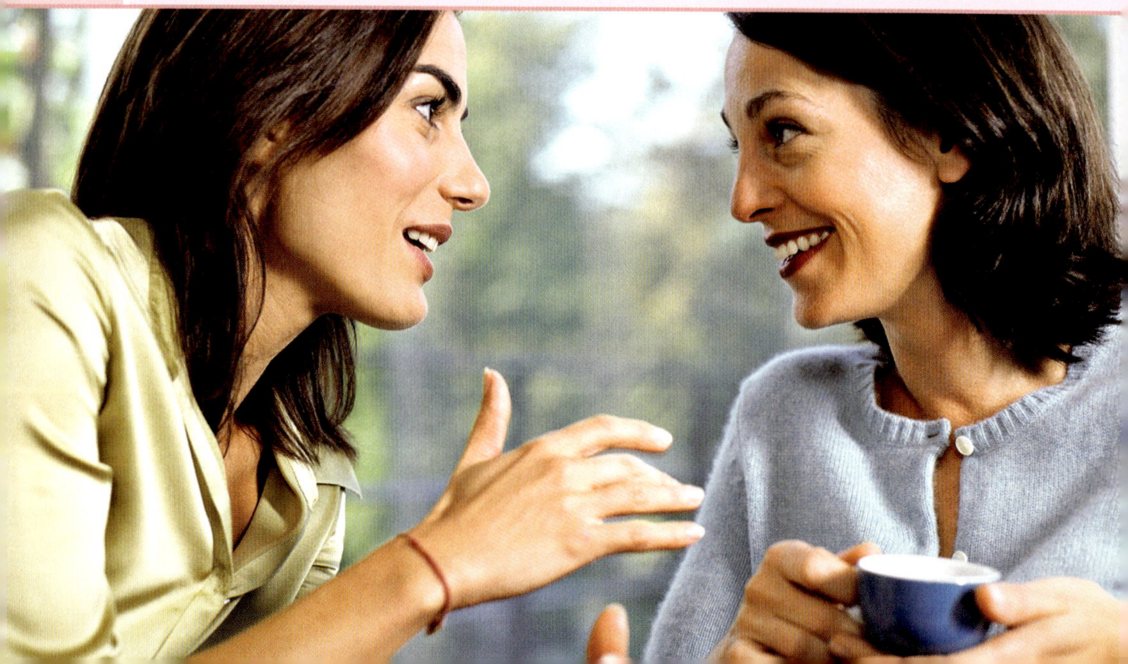

heit«, die besonders gern bei solchen Themen auftritt, denen Sie vermutlich am liebsten sofort den Rücken kehren würden oder bei denen Sie nicht so recht weiterkommen.

Enttarnen Sie den Nutzen

Eine emotionale oder physische Störung, die anhält, hat auch immer einen nützlichen Aspekt. Er wird etwas widersinnig als »sekundärer Krankheitsgewinn« bezeichnet. Ein Krankheitsgewinn ist aber immer primär, auch wenn man sich dessen nicht bewusst ist. So kann Sie eine dauerhafte Störung davon abhalten, etwas tun zu müssen oder etwas zu erleben, was Sie verhindern wollen. Sie dient quasi als Schutz vor Überforderung oder Versagen. Dahinter steht die Angst vor Ablehnung und Zurückweisung. Manche Menschen meinen, dass sie nur Zuwendung und Aufmerksamkeit bekommen, wenn sie krank sind. Die Vorstellung, auch im gesunden, tatkräftigen Zustand wertgeschätzt zu werden, fällt ihnen schwer. Solange sie keine echte Alternative erkennen, werden sie eine solche Störung deshalb kaum loslassen.
Auch mit EFT wird der Prozess, den vertrauten Schutzbereich zu verlassen, nicht in Nullkommanichts über die Bühne gehen. Doch Beharrlichkeit und der Mut, Hilfe zu suchen und anzunehmen, bringen Sie ganz bestimmt voran.

INFO

ZU VIEL FÜHLEN TUT NICHT GUT!

Zu seinen Emotionen zu stehen, ist gut. Wenn man sich jedoch permanent in etwas hineinsteigert, geht möglicherweise der Bezug zur Realität, auch zu dem, was man fühlt, verloren. Dadurch wird auch eine positive Veränderung durch EFT kaum wahrgenommen. Achten Sie daher auf ein gesundes Maß an Sensibilität sich selbst und Ihren Gefühlen gegenüber.

Stehen Sie zu Ihren Emotionen

In den Kopf rutschen statt in die Emotionen gehen – auch das kann die Ursache dafür sein, wenn die Wirkung von EFT ausbleibt. Die westliche Kultur ist logisch-rational geprägt. Die meisten Menschen fühlen sich daher sicherer, wenn sie Dinge scheinbar nüchtern und sachlich angehen und ihre Gefühle außen vor lassen. Emotional zu reagieren ist eher verpönt, vor allem, wenn es um Angst, Wut, Schmerz und Enttäuschung geht. Ein sachliches Vorgehen suggeriert, wir hätten die Dinge besser im Griff. Das stimmt nicht immer. Zum Glück, denn Emotionen immer unter Kontrolle zu halten, bekommt uns nicht sonderlich gut: Es stresst nicht nur im Augenblick, sondern macht uns langfristig sogar krank. Und zwar auch körperlich (Seite 17).

TIPP

SORGEN SIE FÜR IHREN KÖRPER

Denken Sie daran, dass EFT niemals Ihr körpereigenes Warnsystem außer Kraft setzt. Sie können daher physische Störungen, die auf grundlegenden Mängeln beruhen oder als Warnsignale des Körpers dienen, mit EFT nicht völlig zum Verschwinden bringen, wenn Sie nicht auch gleichzeitig dafür sorgen, dass Ihre Körpersysteme gut versorgt sind. Kommen Sie also mit EFT bei physischen Symptomen nicht weiter – etwa bei manchen Allergien – sollten Sie zusätzliche Maßnahmen ergreifen: den Körper entgiften, für eine basenbetonte Ernährung mit viel frischem Gemüse und Obst (am besten der Saison und der Region) sowie hochwertigem Eiweiß sorgen, Nahrungsergänzungsmittel einnehmen und genug Wasser trinken. Sorgen Sie für regelmäßige Bewegung, das tut auch Ihrer Psyche gut.

Physische Ursachen

Der Energiefluss der Meridiane wird neben den Emotionen auch von physischen Gegebenheiten beeinflusst. Physische Störungen lassen sich daher ebenso wie Emotionen über den Energiefluss behandeln. Bleiben Sie auch hier am Ball und experimentieren Sie, wenn Sie vermuten, dass ein mangelnder Erfolg von EFT auf physischen Ursachen beruhen könnte. Diese Störungen kommen aber nicht sehr oft vor, weil unser Körper durch jedes Klopfen bereits in ein energetisches Gleichgewicht kommt.

Narben

Narben können – wenn auch eher selten – Ursachen für eine geringe Wirkung von EFT sein, vor allem wenn sie am Verlauf eines Meridians liegen. Dabei sind kleine Narben manchmal größere Störfaktoren als große glatte Narben. Wenn Sie ganz sichergehen wollen, suchen Sie einen Arzt oder Heilpraktiker, der Ihre Narben durch Akupunktmassage oder durch Unterspritzen mit Procain entstört. Oder massieren Sie sie mit einer energetisch leitfähigen Creme, die die Narben quasi elektrisch überbrückt. (Eine Bezugsquelle finden Sie im Anhang Seite 123). Selbstverständlich können Sie auch klopfen:
ES: »Auch wenn diese Blinddarmnarbe ein Störfeld ist, akzeptiere ich mich so wie ich bin.«
KS: *»Dieses Störfeld Blinddarmnarbe.«*
Machen Sie das täglich über zwei bis drei Wochen mit jeder Narbe, die Sie an Ihrem Körper finden, auch kleinen und kleinsten wie Ohrlöchern oder Piercings. Selbst wenn Sie keinen direkten Erfolg spüren sollten, kommt es Ihrem gesamten Energiekreislauf zugute.

Umwelttoxine und sonstige Gifte

Bei manchen Menschen können Elektrosmog, Umwelttoxine oder bestimmte Medikamente wie Psychopharmaka oder Beruhigungsmittel die Wirkung von EFT dämpfen oder sabotieren. Umwelttoxine können alles Mögliche sein, angefangen von Ausdünstungen Ihres neuen Fußbodenbelages bis hin zum Shampoo. Vor allem Lösungsmittel und Weichmacher, aber auch viele andere chemische Verbindungen, können unser Energiesystem stören, da wir genetisch nicht darauf eingerichtet sind. Wenn Sie nicht wissen, worauf Sie empfindlich reagieren, stellen Sie sich ohne irgendwelche Seifen oder Duschgels unter die Dusche und klopfen Sie Ihr aktuelles Thema dreimal unter laufendem Wasser.

Achten Sie besonders auf Ihre Ernährung. Vermeiden Sie vor allem »leere« Kohlenhydrate (weißer Zucker) und denaturierte Weizenprodukte (Weizen gilt sowohl als einer der größten Verursacher von Depressionen als auch belastend für die Nieren), Fertignahrung und gesättigte und gehärtete Fette (fette Wurst, Süßigkeiten und viele Käsezubereitungen). Bearbeiten Sie Ihre Probleme auch an anderen Orten (etwa bei und mit einer Freundin) und zu anderen Zeiten. Das alles kann entscheidende Veränderungen bewirken.

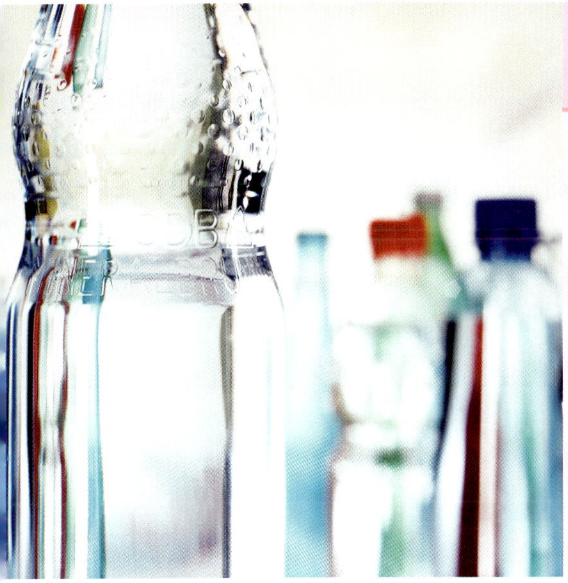

TIPP

WASSER IST NICHT NUR EIN DURSTLÖSCHER

Trinken Sie viel reines Wasser, ungefähr einen Liter am Tag zusätzlich zu dem, was Sie üblicherweise trinken, denn durch EFT wird auch der Stoffwechsel angeregt. Und Wasser entfernt die Schlacken aus Ihrem Körper. Machen Sie sich aber nicht zu viele Gedanken darüber, denn der Stress, möglicherweise nicht genug Wasser getrunken zu haben, kann mehr schaden, als das zusätzliche Wasser nützt.

AUS DER PRAXIS

Muss ich beim Klopfen auf einer Körperseite bleiben?

Nein, Sie können nach Belieben wechseln, auch mitten in einem Klopfdurchgang, da die Meridianpunkte auf beiden Seiten gleich und miteinander vernetzt sind. Sie können auch die Punkte auf beiden Seiten gleichzeitig klopfen. Allerdings sollten Sie die Reihenfolge der Klopfpunkte einhalten, damit sie zur Routine wird wie das Schalten beim Autofahren.

Ist es schlimm, wenn ich einen Punkt auslasse?

Wenn Sie einmal einen Punkt vergessen, hängen Sie ihn einfach zum Schluss dran. Es ist auch nicht schlimm, wenn Sie einen Punkt bewusst auslassen, weil er zum Beispiel gerade besonders empfindlich ist. Achten Sie aber darauf, ob Sie einen Punkt immer wieder überspringen. Dann sollten Sie einen Klopfdurchgang für diesen Punkt machen: »Auch wenn ich diesen Punkt immer überspringe, bin ich okay.« KS: *»Ich überspringe da etwas«, »Da will ich nicht dran«, »Da tut noch etwas weh«, «Ich blende etwas aus«, »Ich überspringe einen Punkt«, »Das ist ein Problem für mich«, »Dieser Punkt gehört dazu«.*

Wie lange soll ich klopfen?

Die Dauer einer EFT-Behandlung hängt von dem Problem ab, das Sie klopfen. Wenn Sie ein Problem mit mehreren Teilaspekten klopfen, achten Sie darauf, dass Sie zumindest die Hauptaspekte auf null klopfen und sich deutlich erleichtert fühlen. Akute Situationen brauchen weniger Zeitaufwand. Finden Sie es für sich selbst heraus und machen Sie das, was Ihnen gut tut. Sie können nichts falsch machen.

Wie oft am Tag soll ich klopfen?

Es gibt auch hier keine Regel. Klopfen Sie am besten alles möglichst sofort, was Ihnen in irgendeiner Weise quer hängt – und wenn es nur unauffällig an den Fingerpunkten ist. Eine gute Sache ist die abendliche Aufräumaktion: Klopfen Sie vor dem Zubettgehen alles, was Sie am Tag belastet hat. Damit schlafen Sie erstens ruhiger, und Sie kommen zweitens besser durch den nächsten Tag.

In welchem Tempo und wie oft soll ich die Punkte klopfen?

Tempo: etwa so, wie Sie an eine Tür klopfen würden. Wie oft: ungefähr sieben- bis zehnmal. Beides ergibt sich im Lauf der Zeit meist von allein. Jeder hat seinen eigenen Rhythmus und sein eigenes Tempo.

Wie fest muss ich klopfen?

Klopfen Sie nicht zu fest, es darf nicht schmerzen! Allerdings sollten Sie auch nicht zu flüchtig oder zu zaghaft klopfen! Empfindliche Punkte können Sie auch sanft reiben oder einfach nur berühren. Das empfiehlt sich auch bei Babys oder alten Menschen.

Gibt es bei EFT unerwünschte Nebenwirkungen?

In der Anwendung für den ganz normalen Alltagsstress im Normalfall nicht. Es kann in seltenen Fällen zu einer kurzfristigen Verschlechterung von einzelnen körperlichen Symptomen kommen, die sich in der Regel durch eine gezielte Anwendung von EFT schnell lösen. Menschen mit ernsten psychischen Störungen sollten sich generell vor der Eigenanwendung mit EFT mit ihrem Therapeuten oder Arzt besprechen.

Kann ich mir mit EFT negative Dinge einklopfen, weil ich ja einen negativen Satz dabei sage?

Nein, denn es handelt sich nur um eine konkrete Beschreibung von negativen Emotionen, die Sie belasten und Ihnen Stress bereiten. Sie müssen sie nicht mehr verdrängen (und deshalb fürchten), weil Sie durch das Klopfen den Stress, den diese Gefühle in Ihnen hervorrufen, sofort auflösen.

Kann ich EFT auch bei Krebs anwenden?

Sie können EFT begleitend zu jeder Therapie und bei jeder Krankheit anwenden, um die negativen Emotionen aufzulösen, die damit verbunden sind.

Wie finde ich den richtigen Einstimmungssatz?

Am sichersten ist es, all das, was Sie über das Problem erzählen, in »Auch wenn«-Sätze umzuwandeln und sich zu fragen, welche Gefühle durch das Problem ausgelöst werden. Und dann das Gefühl zuerst zu klopfen, das Sie am meisten belastet.

Muss ich den Einstimmungssatz immer dreimal sagen?

Der Einstimmungssatz ist wichtig, damit Sie hören: Ist etwas stimmig? Passt der Satz? Ist das wirklich das, was ich fühle? Wenn Sie mitten in einem Thema stecken oder die Gefühle ganz akut sind, können Sie den Einstimmungssatz weglassen und einfach den Klopfdurchgang ausführen.

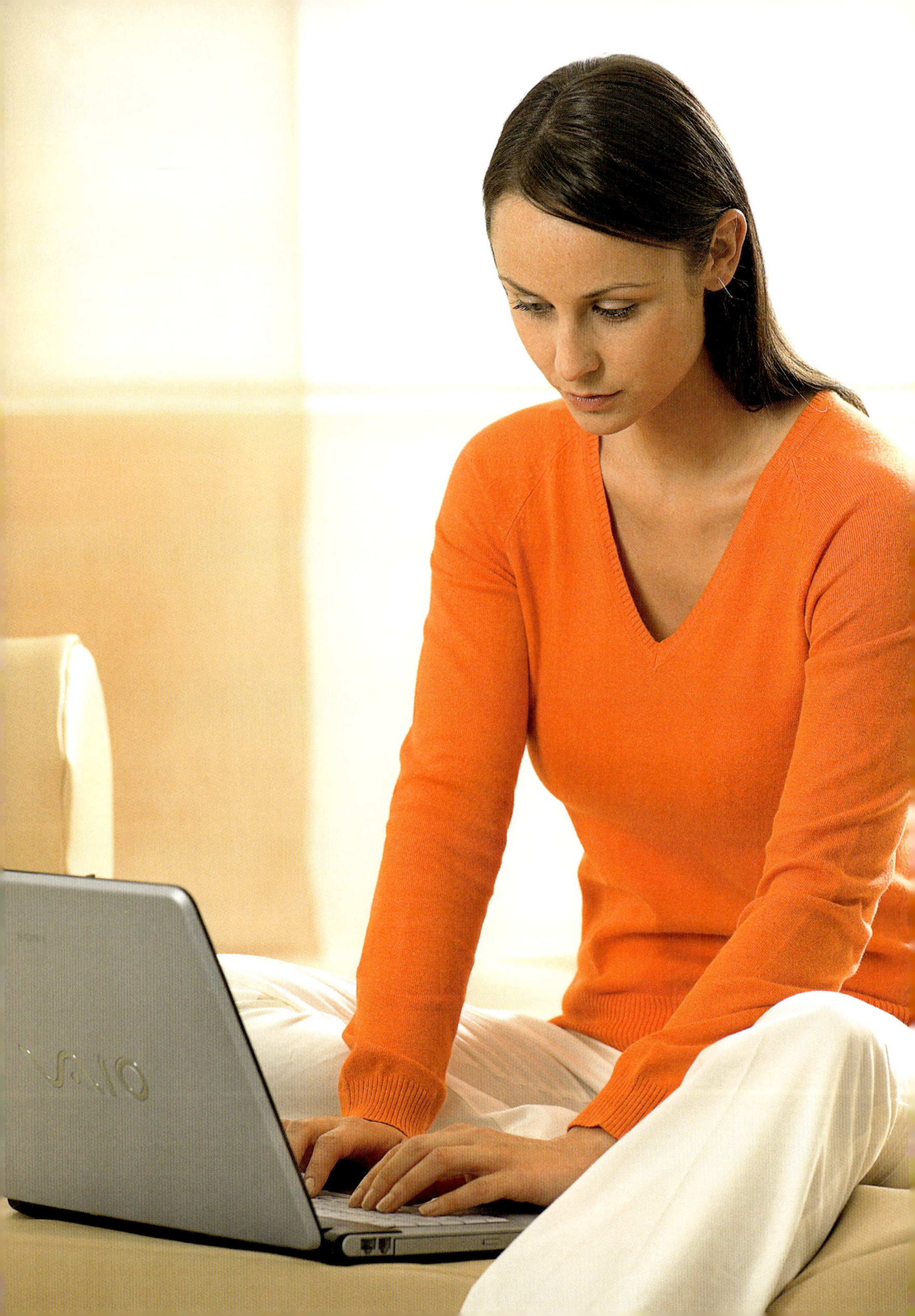

EFT im Alltag

In diesem Kapitel erfahren Sie anhand zahlreicher Varianten, wie Sie sich mit EFT dauerhaft von emotionalen und körperlichen Schwierigkeiten befreien oder Ihre Ziele leichter und schneller verwirklichen können. Zwei ausführliche Klienten-Therapeuten-Gespräche werden Ihnen die praktische Umsetzung von EFT anschaulich schildern. Fangen Sie einfach an – und freuen Sie sich auf mehr emotionale Stabilität dank weniger negativer Gefühle!

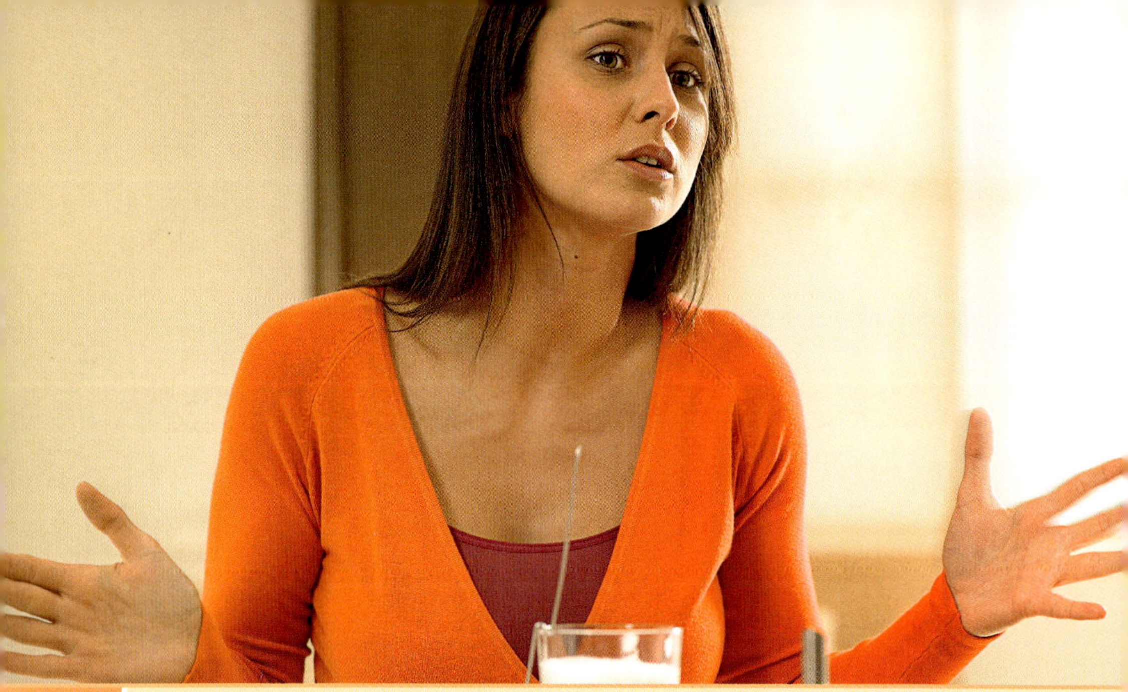

Emotionale Themen

Jeder von uns trägt mehr oder minder tiefe seelische Narben mit sich herum. Manche scheinen niemals zu verheilen, von anderen glauben wir, sie seien längst Vergangenheit. Bisweilen zeigt sich jedoch, dass wir uns geirrt haben, denn wir werden immer wieder mit ihnen konfrontiert. Doch ganz egal, wie lange diese belastenden Gefühle schon vorhanden sind, gleichgültig auch, welche Themen sie betreffen – mit EFT steht Ihnen ein wirksames Instrument zur Verfügung, um deren Bewältigung anzugehen. Das kann der tägliche Stress sein, der Sie zermürbt und manchmal in klaren und vernünftigen Entscheidungen beeinträchtigt und Sie eines Tages vielleicht sogar krank macht. Das können Ängste oder Phobien sein, mit denen Sie sich auseinandersetzen müssen, weil sie Sie in Ihrer Handlungsfreiheit einschränken. Das kann auch Ihr mangelndes Selbstwertgefühl sein, dessentwegen Sie das Vertrauen in Ihre eigenen Fähigkeiten verloren haben. Alle diese negativen Emotionen verringern Ihre Lebensqualität, solange Sie sie nicht auflösen.

Stress – ein fortwährender Begleiter

Es sind meist nicht die dicken Brocken, die uns müde machen oder aus der Bahn werfen, sondern es sind die täglichen kleinen Ärgernisse, die sich immer wiederholen: Stress, die Kinder rechtzeitig in die Schule zu bekommen, Termindruck im Büro, Frust, wenn Dinge nicht so klappen, wie erwartet, finanzieller Druck, weil plötzlich eine unerwartete Reparatur das Budget belastet. Viele Menschen fühlen sich in solchen Situationen hilflos und überfordert und wissen nicht, wie sie sich von diesem Druck befreien können.
EFT hilft Ihnen dabei, Stress abzubauen, damit Sie leichter durch den Alltag kommen, ruhiger und ausgeglichener werden, indem Sie einerseits den akuten Situationen durch das sofortige Klopfen die Spitze nehmen, andererseits durch regelmäßiges Aufräumen der inneren Rumpelkammern die Seele grundsätzlich und dauerhaft entlasten. Wenn Sie beispielsweise auf ein bestimmtes Verhalten eines Kollegen immer wieder gereizt reagieren, sollten Sie das beklopfen. Bereits nach wenigen Klopfdurchgängen werden Sie feststellen, dass sich Ihre Einstellung ändert – Sie werden gelassener. Sie reagieren anders, und dadurch ändert sich auch das Verhalten des Kollegen – eine Art positive Kettenreaktion also, die Sie einer emotionalen Stabilität näher bringt.

Klopfvorschläge

- »Auch wenn mich das Gerede von XY so wütend macht, akzeptiere ich mich so wie ich bin.«
- »Auch wenn ich es hasse, wenn sich jemand so verhält wie XY, bin ich okay wie ich bin.«
- »Auch wenn ich diesen Druck im Hals spüre, wenn ich wieder ins Büro muss, bin ich okay wie ich bin.«
- »Auch wenn ich morgens aufwache und mir der Tag schon verleidet ist, wenn ich an all diese Belastungen denke, die mich erwarten, akzeptiere ich mich so wie ich bin.«

Der persönliche Friedensprozess

Der persönliche Friedensprozess (wie Gary Craig ihn nennt) ist eine wichtige und hervorragende Methode, um Ihren natürlichen Energiefluss wieder herzustellen. Er ermöglicht ein generelles Aufräumen und Auflösen aller seelischen Belastungen, die sich im Lauf der Zeit angesammelt haben und die viele Menschen noch immer mit sich herumtragen. Indem Sie neben akutem Stress auch längst verdrängte oder vergessene Verletzungen auflösen – alles Blockaden in Ihrem Energiesystem – entlasten Sie Ihr inneres »Stress-Konto« ganz allgemein und kommen Ihrem persönlichen Frieden Schritt für Schritt näher.

Und das geht so:

- Schreiben Sie mindestens fünfzig Dinge, die Sie in Ihrem Leben jemals als traumatisch oder belastend erlebten, auf große Zettel, auch solche Erlebnisse, von denen Sie glauben, sie längst hinter sich gelassen zu haben. Dass Sie sich jetzt daran erinnern, zeigt, dass das nicht der Fall ist.
- Klopfen Sie täglich ein bis drei dieser Erlebnisse mit allen Aspekten und Gefühlen, die sie noch in Ihnen hervorrufen. Keine Bange, Sie sind nicht den Rest Ihres Lebens mit der Auflösung Ihres Seelenmülls beschäftigt! Denn mit den ersten tragenden »Steinen«, die Sie aus der Mauer geklopft haben, fällt der Rest weitaus schneller als Sie vielleicht erwarten.
- Wenn Sie mit einer Liste fertig sind, gehen Sie die nächste an. Sie werden sehen: Es lösen sich immer feinere Aspekte immer schneller auf.

Der Lohn der Mühe und Ausdauer besteht in einer grundlegenden Veränderung Ihrer Sichtweisen und Reaktionen und damit in einem wachsenden inneren und äußeren Frieden.

Angst ade!

Werden Sie auch manchmal von Ängsten geplagt? Angst ist zunächst einmal eine positive Reaktion, die unser Überleben sichert. Sie taucht auf, wenn wir glauben, dass eine Gefahr droht. Wir werden wachsam und vor die Entscheidung gestellt, zu fliehen oder zu kämpfen. Wenn Angst jedoch überhand nimmt, blockiert sie uns und macht uns handlungsunfähig. Merkwürdigerweise haben wir sehr oft vor eigentlich harmlosen Dingen Angst, weniger vor etwas, was wirklich gefährlich sein könnte, einer Steckdose zum Beispiel. Dass wir vor einer Steckdose keine Angst haben, liegt daran, dass in unserem genetischen Gedächtnis und unserem Stammhirn Steckdosen nicht als Gefahrenquelle gespeichert sind. Dafür aber jene Dinge, die für unsere Vorfahren tatsächlich ernsthafte Bedrohungen ihres Lebens darstellten, wie etwa unbekannte nächtliche Geräusche. Mit EFT können Sie Angst auf ein gesundes Maß korrigieren.

Um Angst in den Griff zu bekommen, ist es erst einmal wichtig, sie genau zu benennen und auch scheinbar nebensächliche Teilaspekte zu beachten. Denn erst wenn alle Aspekte einer Angst bearbeitet sind, wird sie vollständig verschwinden und auch verschwunden bleiben (siehe Beispiel Flugangst Seite 74). Achten Sie also auf kleinere »Nebenschauplätze«. Auch dort können Auslöser stecken.

Chronische Ängste

Wenn Sie zu den Zeitgenossen gehören, die unter chronischen Ängsten leiden, brauchen Sie zuallererst Beharrlichkeit.

Meist ist es eine Mischung verschiedenster Ängste, die sich wie ein Wurzelwerk in der Psyche verzweigt haben. Versuchen Sie nicht, alle Ängste auf einen Schlag wegzuklopfen. Gehen Sie wirklich Schritt für Schritt vor, klopfen Sie die akuten Dinge zuerst und achten Sie darauf, welche Gefühle in Ihnen hochsteigen. Selbst wenn sich manche Ängste immer wieder melden – ein Hinweis darauf, dass Aspekte übersehen wurden – klopfen Sie sie regelmäßig mindestens dreimal am Tag. Hören Sie nicht auf, auch wenn nicht sofort eine Besserung zu spüren ist. Ziehen Sie ruhig auch professionelle EFT-Anwender zu Rate.

Klopfvorschläge

- »Auch wenn diese Angst vor … immer wieder kommt, bin ich okay so wie ich bin.«
- »Auch wenn ich immer wieder dieses komische Gefühl im Körper habe und mir das Angst macht, akzeptiere ich mich völlig so wie ich bin.«
- »Auch wenn ich mich immer wieder dieser Angst hilflos ausgeliefert fühle, akzeptiere ich mich so wie ich bin.«
- »Auch wenn mich diese unbestimmte Angst jeden Morgen beim Aufwachen übermannt und ich mich wie gelähmt fühle, bin ich vollkommen okay.«
- »Auch wenn ich weiß, dass diese Angst unbegründet ist, akzeptiere ich mich vollkommen so wie ich bin.«

Angst oder eher Hilflosigkeit?

Stellen Sie sich immer die Frage, ob es wirklich Angst ist, was gerade in Ihnen aufsteigt. Oder ist es doch eher Hilflosigkeit, gepaart mit Lähmung oder Wut? Seien Sie möglichst genau. Oft verbirgt sich unter dem Oberbegriff Angst ein Mix aus mehreren negativen Emotionen, von denen jede einzelne Stress hervorruft und aufgrund der Körperreaktionen das Gefühl Angst auslöst.
Mit einem einfachen Trick kommen Sie schnell auf eine Antwort: Schreiben Sie jeweils ein Gefühl auf einen Zettel und legen Sie diese Zettel auf dem Boden aus. Stellen Sie sich auf einen der Zettel und spüren Sie, welches Gefühl in Ihnen aufsteigt. Klopfen Sie es. Oder klopfen Sie das Gefühl, ohne es exakt zu benennen, bis es sich ganz neutral anfühlt.

Klopfvorschläge

- »Auch wenn ich nicht unterscheiden kann, ob ich Angst oder Hilflosigkeit spüre, akzeptiere ich mich genau so wie ich bin.«
- »Auch wenn ich sofort alles, was ich spüre, in die Angstschublade stopfe, bin ich vollkommen in Ordnung so wie ich bin.«
- »Auch wenn mich die Angst so überwältigt, dass ich nichts anderes mehr spüren kann, bin ich völlig okay so wie ich bin.«

Die falsche Wahrnehmung

Angst und Panik sind häufig Folgen von automatisierten Fehlinterpretationen körperlicher Wahrnehmung. Menschen, die davon betroffen sind, nennt man Hypochonder. Sie stufen körperliche Empfindungen unwillkürlich als bedrohlich oder gefährlich ein. Die schlimmste aller Möglichkeiten scheint für sie die wahrscheinlichste zu sein. Eine dadurch ausgelöste Angst zieht schließlich tatsächlich physische Probleme nach sich.

Sie verspüren beispielsweise gelegentlich einen Druck in der Magengegend. Die ärztliche Untersuchung ergibt jedoch keinen Befund. Aber Sie haben den bedenklichen Blick des Arztes gesehen und überlegen sich: Verschweigt er mir etwas? Schon verstärkt sich der Magendruck, und Ihr Herz rast plötzlich. Also muss doch etwas sein! Sie erinnern sich an eine Bekannte, die an Magenkrebs gestorben ist. Habe ich etwa auch Krebs? Und so steigern Sie sich unbewusst in eine körperlich-emotionale Wechselwirkung und Fehlinterpretation äußerer oder körperlicher Gegebenheiten hinein. Meist haben lang vergessene negative Erfahrungen den Grundstock für solche Ängste gelegt.

Klopfen Sie zuerst die körperlichen Symptome. Sie werden merken, dass sich mit zunehmender Besserung auch Ihre Ängste reduzieren. Klopfen Sie dann die verbleibenden negativen Emotionen. Nehmen Sie möglichst positive Entscheidungssätze dazu, um das Vertrauen in Ihren Körper wieder zu festigen.

Klopfvorschläge

- »Auch wenn ich dieses (Körpergefühl einsetzen) als bedrohlich empfinde, entscheide ich mich dafür, ruhig und klar zu bleiben.«
- »Auch wenn ich ständig Angst habe, ich könnte krank werden, entscheide ich mich dafür, weiterhin meinem Körper zu vertrauen.«
- »Auch wenn ich große Angst habe, todkrank zu sein, ohne es zu wissen, entscheide ich mich, ein normales Leben zu führen.«
- »Auch wenn ich immer sofort Angst habe, wenn ich dieses Körpergefühl habe, entscheide ich mich, meinem Körper zu vertrauen.«
- »Auch wenn ich Angst habe, etwas Schlimmes zu übersehen, entscheide ich mich, vollkommen ruhig und gelassen zu bleiben.«
- »Auch wenn mein Verstand sagt, da ist nichts, aber mein Gefühl sofort in Angst abkippt, entscheide ich mich, meinem Verstand zu vertrauen und ruhig zu bleiben.«
- »Auch wenn ich nicht damit aufhören kann, mich dauernd verrückt zu machen, entscheide ich mich dafür, mein Bestes zu tun und den Selbstheilungskräften meines Körper zu vertrauen.«

Angst vor der Angst

Vielen Menschen macht nicht die Angst an sich Probleme, sondern die Angst, sie könnten Angst bekommen. So stapeln sich mehrere Angstschichten übereinander, die letztlich mehr Stress auslösen, als es das ursprüngliche Ereignis jemals geschafft hat. Die körperlichen Stresssymptome, die dadurch auftreten, etwa Herzklopfen, Schweißausbrüche, Nervosität, drehen die Spirale noch höher. Daraus resultiert dann eine Vermeidungshaltung, die durch Angstgedanken immer wieder verstärkt wird, aber das eigentliche Problem wird nicht gelöst.

Wichtig ist hier, sich konkret (und am besten mit therapeutischer Begleitung) folgende Fragen zu stellen, während Sie ununterbrochen den Handkantenpunkt klopfen: Was war das allererste oder allerschlimmste Ereignis, was diese Angst hervorgerufen hat? Welches Detail rief in mir die meiste Angst hervor? Was ist das Schlimmste, was durch das, was ich fürchte, eintreten könnte? Was wäre, wenn ich in wenigen Minuten wieder in dieser schrecklichen Situation stecken würde? Wovor habe ich jetzt in diesem Moment eigentlich Angst?

In den meisten Fällen ist der eigentliche Auslöser gar nicht so schlimm. Aber die fortwährende gedankliche und emotionale Beschäftigung damit hat die Angst davor übermäßig aufgebläht.

Klopfvorschläge

- »Auch wenn ich diese Angst habe, ich könnte wieder diese Angst vor … bekommen, akzeptiere ich mich völlig so wie ich bin.«
- »Auch wenn ich diese Riesenangst habe, überhaupt meine Angst näher anzuschauen, nehme ich mich vollkommen an so wie ich bin.«
- »Auch wenn ich viel mehr Angst vor der Angst als vor (Ursache der Angst) habe, bin ich vollkommen in Ordnung so wie ich bin.«
- »Auch wenn mich diese Angst vor der Angst lähmt, bin ich vollkommen okay.«

TIPP

NUR KEIN DRUCK!

Denken Sie immer daran: Niemand zwingt Sie, etwas loszulassen! Sie sind Herr im Haus, auch über Ihre Ängste. Je weniger Sie sich selbst unter Erwartungsdruck setzen, desto einfacher geht die Auflösung mit EFT. Klopfen Sie also auch ruhig den Erwartungsdruck. Betrachten Sie EFT als ein sehr gründlich wirkendes Mittel der inneren Umstimmung. Sie werden schon nach kurzer Zeit sehen, wie sich Ihr Leben positiv verändert.

FREI VON FLUGANGST

Flugangst kann schon lange vor dem Einsteigen ins Flugzeug beginnen. Wir zerlegen die Flugangst in viele kleine Aspekte, um sie sicher aufzulösen – und um Ihnen grundsätzlich zu zeigen, wie Sie ein komplexes oder massives Problem angehen können.

Schließen Sie Ihre Augen und stellen sich vor, Sie müssen eine Flugreise antreten. Was macht dieser Gedanke mit Ihnen? Was fühlen Sie, und wo sitzt das Gefühl? Wandeln Sie es sofort in einen Einstimmungssatz um: »Selbst wenn mir schon der Gedanke daran, fliegen zu müssen, die Kehle zuschnürt (einen Kloß im Magen beschert ...), akzeptiere ich mich vollkommen.«

DER ERSTE KLOPFDURCHGANG

AI: *Bereits der Gedanke ans Fliegen macht mir Angst.*
AA: *Ich kriege Beklemmungen/Magenschmerzen, wenn ich nur dran denke.*
MA: *Es macht mir Angst und ich hab dieses Gefühl in der Kehle/im Magen.*
UN: *Oh, dieses Gefühl, wenn ich nur dran denke, ... mit dem Flugzeug ...*
KG: *Ich habe Angst bei dem Gedanken, fliegen zu müssen.*
SB: *Da kommt dieses Gefühl von ... in mir auf.*
UA: *Es macht mir Angst, wenn ich an diesen Flug denke.*
AK: *Oh, dieses bedrohliche Gefühl ...!*
Tief ausatmen!

Wie viel Stress bereitet Ihnen jetzt in diesem Moment der Gedanke an den Flug noch? Hat sich das Gefühl in Ihrem Körper verändert? Solange Sie noch irgendetwas belastet, machen Sie weitere Klopfdurchgänge, bis es weg ist.
Denken Sie nun an das Kofferpacken. Falls Ihnen das neue Angstgefühle bereitet, klopfen Sie: »Auch wenn jetzt in mir (das Gefühl von .../die Angst vor ...) aufsteigt, akzeptiere ich mich vollkommen, auch mit diesem Gefühl!« Erzählen Sie, während Sie von Punkt zu Punkt gehen, welches Gefühl es ist, wo es sitzt und was es mit Ihnen macht. Abschließend atmen Sie wieder tief aus und bewerten, wie es Ihnen jetzt geht. Klopfen Sie so lange, bis Sie keinerlei Stress mehr verspüren.

WENIGE TAGE VOR DEM FLUG UND NOCHMALS AM ABEND DAVOR

Stellen Sie sich vor, wie Sie mit Ihrem Gepäck am Check-in-Schalter stehen. Löst das etwas in Ihnen aus? Wenn ja, dann klopfen Sie, was Sie berührt.

Danach gehen Sie durch die Sicherheitskontrolle und werden abgetastet. Was macht dieser Gedanke mit Ihnen? Klopfen Sie, was es in Ihnen auslöst.
Endlich dürfen Sie einsteigen. Sie haben Ihren Sitzplatz gefunden, und zwar (nur zur gedanklichen Übung!) einen Mittelplatz zwischen einer ängstlichen älteren Dame am Gang und einem sehr beleibten Herrn am Fenster. Was macht diese Vorstellung mit Ihnen? Klopfen Sie unbedingt all das, was jetzt in Ihnen hochkommt, bis es Ihnen keine Probleme mehr bereitet.
Sie hören »Boarding completed« und wissen, es gibt kein Entkommen! Was macht dieser Gedanke *jetzt* mit Ihnen? Klopfen Sie! »Auch wenn ich hier festgeschnallt und eingeschlossen bin und es kein Entkommen gibt, akzeptiere ich mich so wie ich bin!« »Auch wenn ich mich so hilflos ausgeliefert fühle, akzeptiere ich mich vollkommen.« »Auch wenn ich Angst habe, meine Familie und meine Freunde zu verlieren – ich bin okay!«
Die Maschine rollt zum Startpunkt. Nun kommen die Sicherheitshinweise. Schauen Sie hin, schließlich dient das Ihrer Sicherheit! Wenn es Sie belastet, dann klopfen Sie! Die Maschine beschleunigt, Sie werden in den Sitz gedrückt, Sie fliegen ... und stellen sich folgende Fragen: Warum macht das Flugzeug so steile Kurven? Ist das normal? Was sind das für Geräusche? »Auch wenn ich tausend Fragen habe und mir alles um mich herum Angst macht, weil ich es nicht erklären kann, ich akzeptiere mich mit all diesen Problemen.« Alles klopfen, bis wirklich nichts mehr in Ihnen negativ reagiert. Eine Angst, die Sie mit EFT vollständig abgearbeitet haben und die einmal verschwunden ist, kehrt nie wieder zurück, es sei denn, Sie haben einen wichtigen Aspekt übersehen! Klopfen Sie deshalb auch Ihre Skepsis und die Angst, dass die Angst zurückkehren könnte.

AM TAG DES FLUGES

Sie stehen jetzt tatsächlich mit gepackten Koffern am Check-in-Schalter. Welche negativen Gefühle kehren jetzt wieder oder steigen neu in Ihnen hoch? Klopfen Sie diese in einer ruhigen Ecke des Wartebereichs.
Dann wird Ihr Flug aufgerufen, Sie nehmen Ihren Platz ein, und alles läuft wahrscheinlich viel harmloser ab, als Sie es sich vorgestellt haben. Wenn trotzdem noch etwas Unangenehmes in Ihnen aufsteigt, lehnen Sie sich in Ihrem Sitz zurück, schließen Sie die Augen und kneifen Sie den Handkantenpunkt. Klopfen Sie jetzt in Gedanken »von innen« die Klopfpunkte. Machen Sie diese Übung bei kleinsten Zweifeln oder Unwohlsein (Start, Landung, Turbulenzen) und merken Sie sich, ob Sie eventuell Aspekte vergessen haben, um sie vor dem Rückflug abzuarbeiten.
Die Lösung Ihres Problems haben *Sie* ganz allein mit EFT geschafft, das heißt, *Sie* sind Meister Ihrer Emotionen und Ihrer neu gewonnenen Freiheit!
Guten Flug und Happy Landing!

Phobien »verlernen«

Phobien sind zwanghafte, irrationale Ängste vor bestimmten Objekten, wie etwa Spinnen, oder bestimmten Situationen, wie etwa einer Fahrt durch einen langen Tunnel. Solche Phobien sind ziemlich weit verbreitet. Die Ursachen einer Phobie liegen häufig in ursprünglich neutralen Ereignissen, die inzwischen jedoch mit einer Angstreaktion verbunden werden. Ein Beispiel:
Ein Kind fährt mit dem Bus, und während der Fahrt wird ihm übel. Es »lernt« daraus: Beim Busfahren wird mir immer schlecht! Also reagiert es bereits vor der nächsten Busfahrt mit Angst (vor der Übelkeit) und weigert sich schließlich, überhaupt jemals wieder mit dem Bus zu fahren. Menschen mit Phobien vermeiden also einfach die erneute Konfrontation mit der Angst auslösenden Situation, statt zu »prüfen«, ob sie tatsächlich (wieder) die gefürchteten Folgen nach sich zieht. Eigentlich wissen Phobiker um die Ungefährlichkeit der Angst auslösenden Situation. Trotzdem »fliehen« sie, wenn sie sich ihr ausgesetzt fühlen. An die Stelle des »Nachdenkens« tritt eine »automati sierte« Reaktion.
Eine Reihe von Phobien rankt sich um Angstauslöser, mit denen die Betroffenen nicht einmal persönlich in Berührung gekommen sind. Hierzu gehören Phobien in Bezug auf schwere Krankheiten, für die schon allgemeine Informationen ausreichen, um den oben beschriebenen »Lernprozess« auszulösen. Doch sogar Phobien lassen sich meist sehr gut mit EFT auflösen.

TIPP

BEI ANGST HILFT DIE ENTSCHEIDUNGSTECHNIK

Bei Ängsten und Phobien empfiehlt es sich, die Entscheidungstechnik (Seite 48) anzuwenden. Sie trainieren damit Ihr Gehirn, von der Angst sofort auf die positive Entscheidung umzuspringen. Die Angst kann Sie dann nicht mehr lähmen, weil Sie sofort eine gute Alternative parat haben!

Lassen Sie sich von Klaustrophobie nicht einengen

Viele Menschen fühlen sich in engen Räumen unwohl. Fahrstühle, voll gestopfte Busse, Kaufhäuser während des Schlussverkaufs oder enge Toiletten lösen Angst- und Panikattacken aus. Gerade bei Menschen mit Klaustrophobie ist oft schon die Geburt schwierig gewesen: Es war eng, man wurde gedrückt, man bekam die Aufregung der Umgebung mit und konnte nicht aus der Situation entkommen –

das Stress-Steuerungssystem war in voller Aktion. In späteren Zeiten reagiert dieses Steuerungssystem unter ähnlich engen Bedingungen entsprechend: Der Puls beschleunigt sich, es wird einem heiß, das Herz fängt an, schneller zu schlagen. Alle diese Körperreaktionen werden unter »Angst« einsortiert. Diese irrationale Angst verhindert, dass man überprüft, ob ein wirklicher Grund dafür vorliegt. Ein Phobiker konditioniert sich also bei jeder Konfrontation mit einer vergleichbaren Situation erneut auf Angst.
Mit EFT lassen sich sowohl die akuten Symptome als auch »alte« Teilaspekte bearbeiten, um mit der Situation rationaler umgehen zu können. Klopfen Sie deshalb alles, was Ihnen zu Ihrer Phobie einfällt. Gehen Sie in Ihrer Vorstellung die gesamte »beengende« Situation durch, die in Ihnen ein unangenehmes Gefühl hervorruft, etwa im Aufzug.

Klopfvorschläge

- »Auch wenn ich sofort Herzrasen bekomme, wenn ich nur daran denke, in einen Aufzug zu steigen, …«
- »Auch wenn ich Angst habe, ich komme da nie wieder raus, …«
- »Auch wenn ich Angst habe, im Aufzug zu ersticken, …«
- »Auch wenn ich Angst habe, stecken zu bleiben und niemand hört mich, …«
- »Auch wenn ich Angst habe, ich werde ohnmächtig, …«

Traumata hinter sich lassen

Auch Traumata sind letztlich eine Art von Angst. Hier ist allerdings – im Gegensatz zur Phobie – tatsächlich etwas Gravierenderes passiert, ein Autounfall vielleicht oder man ist von einer hohen Leiter gefallen. Das Ereignis hat einen mehr oder weniger großen Schock ausgelöst und vielleicht heftige Schmerzen zur Folge gehabt. Da wir leben und überleben wollen, versuchen wir, künftig solchen Situationen aus dem Weg zu gehen. Das kann im Alltag erhebliche Einschränkungen bedeuten. Auch bei der Behandlung von Traumata gilt: Zuerst die akuten Emotionen klopfen, die noch vorhanden sind, wenn man an das ursprüngliche Ereignis und die Begleitumstände denkt.

Einen Unfall verarbeiten

Es gibt beispielsweise sehr viele Menschen, die nach einem Unfall nicht mehr (selbst) Auto fahren, wenn Sie nicht unbedingt müssen. Klopfen Sie alles, was Sie mit dem Unfall und allen seinen Begleitumständen in Verbindung bringen. Das könnten quietschende Reifen, splitterndes Glas, grelle Scheinwerfer oder der plötzliche Ruck des Sicherheitsgurtes sein. Manchmal sind es scheinbar nebensächliche Details, die noch stark mit Emotionen behaftet sind.

Klopfvorschläge

- »Auch wenn ich immer noch das Geräusch im Ohr habe, als mir das andere Auto in die Seite gefahren ist, und mir das Angst macht, …«
- »Auch wenn mir ganz schwindelig wird, wenn ich nur daran denke, wie das geknallt hat, …«
- »Auch wenn mein Kopf hin und her geschleudert wurde und das so weh getan hat, dass mir jetzt noch schlecht wird, …«
- »Auch wenn ich heute noch Schweißausbrüche bekomme, wenn jemand von rechts kommt, …«
- »Auch wenn ich immer wieder daran denken muss und es mir Angst macht, wenn ich Auto fahre, …«

Verluste überwinden

Nicht nur physische, sondern auch psychische Traumata können lange belasten. Wenn man verlassen wurde zum Beispiel, sei es vom Partner oder von einer Freundin. Auch der Tod eines geliebten Haustiers kann heftige Emotionen hervorrufen. Kummer, Trauer, Schmerz, Wut, oft in Kombination mit Vorwürfen und Schuldgefühlen, erschüttern zutiefst und machen schlimmstenfalls vorübergehend arbeitsunfähig. Mit folgenden Klopfvorschlägen können Sie sich von den belastenden Emotionen befreien und den Verlust angemessen überwinden:

Klopfvorschläge

- »Auch wenn ich immer noch traurig bin, dass XY fort ist, …«
- »Auch wenn ich mich so schuldig fühle, weil ich meine, ich hätte es verhindern können, …«
- »Auch wenn ich so traurig bin, weil sie mir so fehlt, …«
- »Auch wenn ich das Gefühl habe, ich komme nie darüber hinweg, …«
- »Auch wenn ich Angst habe, dass ich wieder verlassen werde, …«
- »Auch wenn ich ihn hasse, weil er mir das angetan hat, …«

Steigern Sie Ihr Selbstwertgefühl!

Kennen Sie das? Trotz Ermutigung von Freunden oder Kollegen schaffen Sie es nicht, gegen innere Selbstzweifel anzukommen. Sei es Ihre Angst, nicht anerkannt zu werden, nicht attraktiv genug zu sein, nicht genug Leistung zu erbringen, zu einem Gespräch nichts beitragen zu können, auf einem Fest nicht wahrgenommen zu werden, Ansprüchen nicht zu genügen und deshalb zu enttäuschen: Mit EFT können Sie solche Bedenken ausräumen und Versagensängste auflösen. Dafür klopfen Sie all die kleinen Episoden, in denen Ihr Selbstwertgefühl angekratzt wurde. Machen Sie sich Ihren persönlichen Friedensprozess-Zettel (Seite 30) für Ihr spezielles Thema. Je mehr

Sie die emotionalen Belastungen und die daraus resultierenden Glaubenssätze auflösen und neutralisieren, desto mehr gewinnen Sie innere Kraft und gesundes Selbstvertrauen.

Vom Wohlwollen anderer abhängig sein

Was andere über sie denken, ist fast allen Menschen wichtig. Vieles in ihrem Verhalten ist darauf ausgerichtet, das Wohlwollen der Umgebung zu erhalten. Wie so oft, ist auch hier ein gesundes Mittelmaß wünschenswert. Wenn wir uns zu viele Gedanken darüber machen, wie andere Menschen unser Aussehen, unser Auftreten, unsere gesamten Lebensäußerungen beurteilen, entfernen wir uns von uns selbst. Bedingt durch Angst vor Ablehnung und Missfallen, rutscht unser Selbstwertgefühl immer tiefer in den Keller. Viele Hemmschwellen in Bezug auf unsere Durchsetzungsfähigkeit liegen in der Angst vor Missbilligung und Kritik anderer verborgen. Tun Sie etwas dagegen, das erhöht Ihre Lebensqualität!

Klopfvorschläge

- »Auch wenn ich diese Angst habe, was … über mich denken könnte, akzeptiere ich mich zutiefst und vollständig so wie ich bin.«
- »Auch wenn mich diese Angst, mich lächerlich zu machen, völlig lähmt, …«
- »Auch wenn ich mich nicht traue, das zu tun, was mir wirklich Spaß macht, weil diese Angst, was andere darüber denken könnten, mich davon abhält, …«

Wenn das Vertrauen in die eigenen Fähigkeiten fehlt

Ein Beispiel: Sie wissen, dass eine Stelle frei wird, die Sie schon lange interessiert. Kollegen halten Sie durchaus für kompetent genug, auch wenn das Aufgabenfeld über das hinausgeht, was Sie bisher gemacht haben. Sie fangen an zu grübeln:

DEN GAU ENTSCHÄRFEN

TIPP

Überlegen Sie sich: Was wäre das Schlimmste, was Ihnen passieren könnte, worüber sich andere Menschen aufregen würden? Bei welchen Gelegenheiten wären Sie am liebsten vor Scham im Boden versunken? Lassen Sie diese Situationen wie Filme vor Ihrem inneren Auge ablaufen und klopfen Sie währenddessen alle Punkte durch. Hier ist es sinnvoll, die Fingerpunkte dazuzunehmen (oder die Pulspunkte, falls Sie die Fingerpunkte nicht einzeln durchklopfen möchten, Seite 37). Klopfen Sie besonders intensive Emotionen separat und achten Sie darauf, was in Ihrem Körper passiert.

»Was ist, wenn ich versage? Was ist, wenn ich der Mehrbelastung nicht gewachsen bin? Ich habe ohnehin wenig Zeit für die Familie. Wenn ich das jetzt mache, geht auch noch der letzte Rest Familienleben in die Binsen. Andererseits könnten wir das höhere Gehalt gut gebrauchen. Und was ist, wenn die anderen neidisch werden? Und wenn ich mich blamiere? Nein, ich bleibe an meinem Platz, das ist allemal sicherer.«

Und schon verschwindet der Traum in der Schublade. Das könnte aber die Chance Ihres Lebens sein! Suchen Sie sich also einen ungestörten Ort (zur Not die Toilette) und fangen Sie an zu klopfen. Sie werden bald spüren, wie Zuversicht und Selbstvertrauen wachsen – und sich um diese Stelle bewerben.

Oder Sie möchten sich aus einer Beziehung lösen, die Ihnen schon lange nicht mehr gut tut. Aber es mangelt Ihnen an Vertrauen, selbst für sich und Ihre Kinder sorgen zu können. Sie sind schon zu lange aus Ihrem Beruf draußen, Sie sind zu alt, Sie wissen nicht genug. Das alles hindert Sie daran, die notwendigen Schritte zu tun, um aus der Misere auszusteigen. Klopfen Sie Ihre Bedenken und negativen Gefühle auf null, um wieder Raum für positive Gedanken und wachsendes Vertrauen in sich selbst zu schaffen.

› Auch im beruflichen Umfeld kann EFT eine große Hilfe sein: bei Versagensängsten, Überlastung oder wenn Sie bei einer Aufgabe nicht wissen, wie es weitergehen soll.

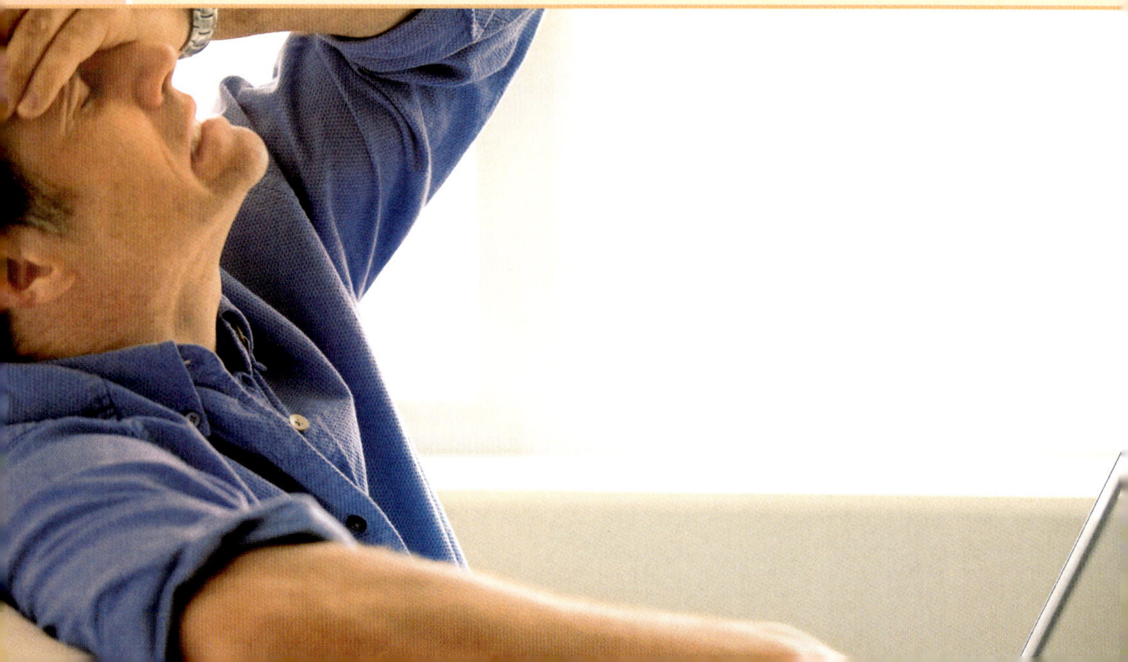

Klopfvorschläge

- »Auch wenn ich Angst habe, zu versagen, …«
- »Auch wenn ich Angst habe, mich zu blamieren, …«
- »Auch wenn ich Angst habe, der Mehrbelastung nicht gewachsen zu sein, …«
- »Auch wenn ich Angst habe, noch weniger Zeit für meine Familie zu haben, …«
- »Auch wenn ich Angst habe, dass andere neidisch werden, …«
- »Auch wenn ich Angst habe, ich schaffe das nicht, …«
- Auch wenn ich mich überfordert fühle, …«

Mobbing

Mobbing erfahren meist Menschen, deren Selbstvertrauen verletzt wurde. Es fällt ihnen schwer, sich zu wehren. Um ihren Job nicht zu verlieren, schlucken sie alles, statt sich zu behaupten. EFT ist zum einen ein gutes Werkzeug, um gar nicht erst in eine Mobbing-Falle zu geraten, weil es Sie stärkt. Zum anderen hilft es, die vielen Ängste aufzulösen, die das Gemobbtwerden hervorruft.
Klopfen Sie alle Aspekte, die Ihnen dazu einfallen. Machen Sie sich Stichpunkte, wenn Sie nicht sofort klopfen können. Und vor allem: Geben Sie nicht auf!
Ein gesundes Selbstwertgefühl können Sie auch mit EFT nicht von heute auf morgen entwickeln. Aber Ihr Leben wird sich verändern, je mehr Sie mit Ihrer Grundhaltung und Ihren Glaubenssätzen ins Positive drehen. Und das sieht man an Ihrer Ausstrahlung!

Klopfvorschläge

- »Auch wenn ich Angst habe, meinen Job zu verlieren, wenn ich mich wehre, …«
- »Auch wenn es mich wütend macht, dass die Kollegen so unfreundlich zu mir sind, …«
- »Auch wenn es mich verletzt, dass die anderen mich ausgrenzen, …«
- »Auch wenn ich wütend über mich selbst bin, weil ich mich so ausgeliefert fühle, …«

Die Suche nach der glücklichen Beziehung

Auf der Wunschliste der meisten Menschen steht eine glückliche Beziehung weit oben. Ein Thema mit vielen Facetten. Die gute Nachricht: Alle emotionalen Aspekte, die innerhalb einer Beziehung auftreten, lassen sich mit EFT behandeln. Häufig geht es um enttäuschte oder negative Erwartungshaltungen und um mangelnde Kommunikation. Oder es stören uns Dinge am Partner, die bei näherer Betrachtung ihre Ursachen in Erfahrungen mit ganz anderen Menschen haben. Oft mit Erwachsenen, die uns in der Kindheit geprägt haben, oder mit früheren Partnern. Das heißt, bestimmte Verhaltensweisen triggern in uns alte Gefühle aus der Vergangenheit an, und wir reagieren entsprechend gereizt und abwehrend. Hier ist die Frage »An wen oder was erinnert mich das Gefühl oder die Situation?« Gold wert! Manchmal kann es dauern, bis Sie solchen Altlasten auf die Spur kommen.

In der »Du bist wie ...«-Falle

Sätze wie »Du bist wie ...!« sind typisch dafür, wie wir in Gefühlsmustern gefangen sind, die eigentlich nichts mit dem Partner zu tun haben. Die negative Erfahrung von damals (etwa mit Eltern oder früheren Partnern) wird durch ein ähnliches Verhalten des jetzigen Partners unbeabsichtigt wieder ins Gedächtnis gerufen. Die entsprechende Reaktion richtet sich in diesem Moment an die falsche Adresse, nämlich an den jetzigen Partner oder die Partnerin, statt an den ursprünglichen Verursacher. Hier heißt es, erst einmal die vergangenen Erfahrungen zu bearbeiten, um die bestehende Beziehung zu entlasten.
Während Sie der entscheidenden Frage nachgehen »An wen oder was erinnert mich das Verhalten meines Partners denn eigentlich?«, klopfen Sie ununterbrochen Ihre Handkante. Damit entlasten Sie Ihr System schon im Vorfeld, und Ihre Chancen erhöhen sich, an den Kernpunkt zu kommen. Dann können Sie die Emotionen der ursprünglichen Situation mit der entsprechenden Person auf null klopfen. Das macht Sie in Ihrer jetzigen Beziehung freier und offener.

TIPP

SPIELEN SIE VIELE LÖSUNGSWEGE DURCH!

Stehen grundsätzliche Entscheidungen bezüglich einer Beziehung an, ist es hilfreich, verschiedene Lösungswege gedanklich durchzuspielen. Dadurch können Sie weitere Stressauslöser und die negativen oder positiven Erwartungshaltungen erkennen, die sich mit den verschiedenen Möglichkeiten verknüpfen. Diese lassen sich – ebenso wie auch die Stressauslöser selbst – mit EFT weiter bearbeiten.

Klopfvorschläge

- »Auch wenn es mich total wütend macht, wenn er genauso blöde Sprüche von sich gibt wie mein Vater, ...«
- »Auch wenn ich es hasse, wenn sie mir indirekt Vorwürfe macht, was meine Ex auch so gut konnte, ...«
- »Auch wenn es mich total verletzt, wenn er so herablassend zu mir ist wie mein erster Freund, ...«

Nicht aushalten, sondern klopfen!

Klopfen Sie alle akuten negativen Emotionen, die Ihnen in Ihrer Beziehung begegnen. All die kleinen Dinge, die »immer« und »nie« passieren und die Sie auf die Palme bringen, allein schon wenn Sie daran denken: »Nie hörst du mir zu!«, »Immer kommen wir wegen dir zu spät!« Halten Sie jetzt sofort inne und klopfen Sie. Das verhindert, dass Sie blindwütig in der Spirale der gegenseitigen Schuldzuweisungen landen, anstatt zu klären, was hinter diesen Angriffen steht. Das macht den Weg frei für eine andere Wahrnehmung und eine offenere Kommunikation, die Sandkörnchen aus dem Getriebe entfernt, bevor diese alles lahm legen.

Klopfvorschläge

- »Auch wenn es mich immer wieder verletzt, dass er mir nie zuhört, ...«,
- »Auch wenn es mich wütend macht, dass wir wegen ihrer Trödelei immer zu spät kommen, ...«
- »Auch wenn ich es hasse, wenn sie immer wieder sagt, ich muss das und das machen, ...«

Nicht mit dir – nicht ohne dich

In Beziehungen haben wir oft ambivalente Gefühle, nach dem Motto: Ich kann nicht mit dir, aber auch nicht ohne dich! Dieses Hin- und Hergerissensein zwischen zwei gleich starken gegensätzlichen Empfindungen kann die Beteiligten sehr belasten, weil es klare Entscheidungen verhindert. Hier ist die Pingpong-Technik (Seite 50) eine gute Lösung. Sie nimmt die Spannung von beiden Seiten zugleich und kann das zermürbende Tauziehen beenden. Formulieren Sie mit beiden konträren Empfindungen einen Einstimmungssatz und klopfen Sie abwechselnd von Punkt zu Punkt. Damit lässt sich schneller und klarer erkennen, welche Lösungen überhaupt noch möglich sind (Kasten Seite 82).

Klopfvorschläge

- »Auch wenn ich mich so schuldig fühle, weil ich ihn im Stich lasse, ...«
  AI: *Dieses Schuldgefühl.* – AA: *Aber ich kann nicht anders.* – MA: *Die Schuldgefühle.* – UN: *Aber ich kann nicht anders ...*
- »Auch wenn ich am liebsten abhauen würde und es mich gleichzeitig zu ihm hinzieht, akzeptiere ich mich zutiefst so wie ich bin.«
  AI: *Ich will abhauen.* – AA: *Und doch zieht es mich zu ihm hin ...*
- »Auch wenn ich es hasse, wie sie sich benimmt, ...«
  AI: *Ich hasse es, wie sie sich benimmt.* – AA: *Ich liebe sie trotzdem ...*
  Variante: AI: *Ein Teil von mir hasst es, wie sie sich benimmt.* AA: *Ein Teil von mir liebt sie trotzdem ...*

Zufriedenheit ohne Beziehung

Viele Menschen hängen an der Vorstellung, nur mit einer erfüllten Beziehung beziehungsweise einer Familie könnten sie wirklich glücklich werden. Wenn sich ihre Wunschvorstellung nicht erfüllt, verfallen sie in Depressionen. Das Paradox: Eines der Geheimnisse glücklicher Beziehungen liegt genau darin, sich auch ohne sie geliebt und wertgeschätzt zu fühlen. Die dringend notwendige Selbstbestätigung können Sie auf viele Arten bekommen, zuallererst durch die eigene positive und offene Einstellung. Dadurch ist überdies die Chance wesentlich größer, wirklich zu einer erfüllenden Partnerschaft zu kommen.

Klopfvorschläge

- »Auch wenn ich keine glückliche Beziehung habe, akzeptiere ich mich vollkommen so wie ich bin und entscheide mich dafür, mich geliebt und wertgeschätzt zu fühlen.«
- »Auch wenn es mich traurig macht, keine Beziehung zu haben, bin ich vollkommen okay so wie ich bin.«
- »Auch wenn ich mir wie ein Aussätziger vorkomme, weil ich es einfach nicht schaffe, eine glückliche Beziehung aufzubauen, entscheide ich mich dafür, mich auch ohne Beziehung geliebt, erfüllt und wertgeschätzt zu fühlen.«

TIPP

DIE TIEFEREN URSACHEN DER EIFERSUCHT

Die folgenden Fragen können Aufschluss über die tieferen Ursachen von Eifersucht geben:
Wen oder was haben Sie vielleicht schon sehr früh an jemand anderen verloren? Wer oder was wurde Ihnen vorgezogen? Wodurch ist das Vertrauen in den eigenen Wert und das Gefühl, okay zu sein, so wie Sie sind, verloren gegangen? Wie bewerten Sie sich selbst, welche Glaubenssätze und Überzeugungen haben Sie über Ihre Ausstrahlung und Attraktivität?
Klopfen Sie auch die soeben spontan in Ihnen aufgetauchten Gedanken und vor allem die damit verbundenen Emotionen. Und lesen Sie auch den Absatz »Steigern Sie Ihr Selbstwertgefühl« (Seite 78) noch einmal.

Das Thema Eifersucht

Eifersucht ist eine Variante der Verlustangst – man hat nicht die ungeteilte Aufmerksamkeit des Partners. Dahinter steckt häufig ein großer Mangel an Selbstbewusstsein und der (oft grundlose) Gedanke, wenn man wirklich attraktiv und begehrenswert wäre, würde der Partner seine Aufmerksamkeit nicht auf jemand anderen richten. Entsprechend wird das Verhalten des Partners durch die Eifersuchtsbrille fehlinterpretiert, was in Kontrollsucht und Vorwürfen müden kann – Verhaltensmuster, die einer glücklichen Beziehung nicht gerade förderlich sind, sondern eher genau das Gegenteil bewirken. Die Emotionen kochen auf beiden Seiten hoch, und eine vernünftige und offene Klärung ist kaum möglich, zumal die Grundursache, das mangelnde Selbstbewusstsein, nicht beseitigt ist. Bei Eifersucht ist es also angebracht, nach den tieferen Ursachen zu forschen (Kasten Seite 84) und sie mit EFT zu bearbeiten.

Klopfvorschläge

- »Auch wenn ich wieder platze vor Eifersucht, …«
- »Auch wenn ich Angst habe, meinen Partner zu verlieren, …«
- »Auch wenn ich Angst habe, sie findet jemand anderen toller als mich, …«
- »Auch wenn es mich so wütend macht, wenn er laufend mit anderen Frauen flirtet, …«
- »Auch wenn es mich sehr wütend macht, dass ich mich so abgeschoben fühle, …«
- »Auch wenn ich diese tiefe Angst habe, dass mir jemand anderer vorgezogen werden könnte, …«

EFT für Kinder – kinderleicht

Auch mit und bei Kindern lässt sich EFT vielfältig einsetzen. In diesem Abschnitt befassen wir uns mit Klopfmöglichkeiten für emotionale Themen, die eher für Kindergarten- und Schulkinder gedacht sind. Wie Sie körperliche Symptome bei Babys behandeln können, erfahren Sie ab Seite 103. Wenn der liebe Nachwuchs wieder heftig an den Nerven sägt, Sie sich sorgen oder überfordert fühlen, ist EFT genau das Mittel der Wahl, um sowohl den eigenen Stress als auch den Stress der Kinder abzubauen.

Ruhe ist erste Elternpflicht

Klopfen Sie erst einmal Ihre eigenen Emotionen! Oft reagieren Eltern auf das Verhalten der Kinder gereizt, weil sie ihre Grenzen aufgezeigt bekommen. Daher ist die erste Regel, sich selbst wieder in die Mitte und in die eigene Kraft zu bringen, bevor Sie sich mit Ihrem Sprössling auseinandersetzen.

Klopfvorschläge

- »Auch wenn ich mich schuldig fühle, dass ich zu wenig Zeit für meine Kinder habe, …«
- »Auch wenn ich Angst habe, ich habe etwas Wichtiges in der Erziehung versäumt, …«

TIPP

ANGST NEHMEN HEISST URVERTRAUEN GEBEN

Sie können Ihr Kind niemals verzärteln, wenn Sie seine Ängste ernst nehmen. Ganz im Gegenteil: Mit Ihrer Fürsorge fördern Sie frühzeitig das Urvertrauen, das viele Erwachsene ein Leben lang schmerzlich vermissen.

- »Auch wenn es mich so wütend macht, dass die Kinder nicht gehorchen, ...«
- »Auch wenn es mich hilflos macht, dass die Kinder ständig so trödeln, ...«
- Auch wenn es mich so ärgert, dass keiner anerkennt, was ich tue, ...«

Klopfen mit Kindergartenkindern

Etwa ab dem Kindergartenalter können Sie Ihren Sprössling in den Klopfprozess einbeziehen. Machen Sie aus dem Klopfen ruhig ein Spiel, indem Sie die Klopfsätze gemeinsam reimen oder singen. Nehmen Sie die Ängste und Nöte Ihres Kindes immer ernst und vermitteln sie ihm auch Ihr Verständnis dafür. Es nutzt nichts, zu sagen, es brauche keine Angst vor der Dunkelheit zu haben. Das Gefühl bleibt trotzdem. Klopfen Sie also die Angst, bis Ihr Kind beruhigt einschlafen kann, und lassen Sie ein kleines Nachtlicht brennen.

Vielleicht mag Ihr Kind eines Tages nicht mehr in den Kindergarten gehen, weil es von einem anderen Kind ständig geärgert wird. Dann klopfen Sie mit Ihrem Kind alle Gefühle oder Körperreaktionen, die es hat, wenn es von dem traurigen Ereignis erzählt. Oder Ihr Kind kommt vom Kindergarten oder von einem Spielfreund bedrückt nach Hause und ist nicht bereit, zu erzählen, was passiert ist. Klopfen Sie mit ihm. Gerade bei Kindern ist das wichtig, weil aus wiederholten negativen Erfahrungen leicht feste Glaubensätze entstehen, die im späteren Leben ein dickes Hindernis sein können.
Achten Sie darauf, die Sätze kindgerecht zu formulieren, vor allem den zweiten Teil des Einstimmungssatzes. Eine Möglichkeit wäre: »Auch wenn ..., bin ich ein toller kleiner Junge/ein tolles kleines Mädchen, und meine Eltern/Mama/Papa haben mich ganz doll lieb!« Die Kinder sagen oft selbst, was ihnen die positivsten Gefühle vermittelt.

Klopfvorschläge

- »Auch wenn mich der ... so geärgert hat und ich mich noch nicht mal wehren konnte, haben mich Mama und Papa ganz doll lieb.«
- »Auch wenn die Kindergärtnerin mich so böse angeschaut hat, als ich mich wehren wollte, bin ich ein tolles kleines Mädchen, und Mama und Papa haben mich lieb.«

- »Auch wenn ich nicht sagen kann, was mich so traurig macht, bin ich ein tolles kleines Mädchen, und Mama hat mich lieb.«
- »Auch wenn ich gar nicht drüber reden will, bin ich ein toller kleiner Junge, und Mama und Papa haben mich lieb.«

Das Abendritual

Je früher Sie EFT als Abend- beziehungsweise Einschlafritual einführen, desto leichter wird es später Ihrem Kind fallen, diese gute Gewohnheit beizubehalten. Das Wichtigste dabei ist, immer mit Gedanken an die positiven Ereignisse des Tages abzuschließen. Damit installieren Sie – ähnlich wie bei der Entscheidungstechnik – das automatische Umschalten von problematischen auf positive Dinge. Ihr Kind lernt dabei, sich mit negativen Erlebnissen direkt auseinanderzusetzen und sie zu lösen, anstatt sie zu verdrängen. Und es wird den positiven Aspekten seines Lebens auch als Erwachsener viel mehr Raum geben können!
Während Ihr Kind einfach erzählt, was es tagsüber erlebt und was es bedrückt hat, beklopfen Sie sanft die Punkte an ihm oder es klopft selbst, nachdem Sie es ihm an seinem Einschlafgefährten gezeigt haben. Sie werden sehen: Mit diesem Ritual wird ihr Kind viel entspannter und ruhiger schlafen und vitaler aufwachen (Erwachsene übrigens auch!).

Wenden Sie EFT auch selbst vor den Augen Ihres Kindes an, denn je natürlicher das Klopfen für Sie ist, desto einfacher kann Ihr Kind es übernehmen.

Klopfvorschläge

- »Auch wenn mich die Jungs so ausgelacht haben, als mir der Ranzen beim Einsteigen in den Bus runtergefallen ist, bin ich total okay.«
- »Auch wenn es mich traurig macht, dass meine Freundin … mich heute gar nicht beachtet hat, bin ich ein tolles Mädchen, und meine Eltern haben mich lieb.«
- »Auch wenn es mich so traurig macht, dass Papa heute wieder keine Zeit für mich hatte, bin ich sein lieber Junge, und er hat mich lieb.«
- »Auch wenn mir heute ein paar Dinge passiert sind, die echt doof waren, bin ich okay: Und ich freu mich, dass wir ein tolles Fußballspiel hatten und ich als einziger das englische Wort für »Meisterschaft« wusste und dass ich gut drauf war, als ich nach Hause gefahren bin. Und ich freu mich darüber, dass sich mein Hund einfach immer freut, wenn er mich sieht.«

Speziell für Schulkinder

Mit Ihrem Schulkind können Sie ein kurzes Morgenritual durchführen. Lassen Sie es den Handkantenpunkt klopfen und dazu beispielsweise sagen: »Auch wenn ich Angst habe, dass ich heute in der Schule wieder nichts kapiere, bin ich total okay.« Einmal aussprechen reicht bereits. Sie brauchen auch keinen weiteren Klopfdurchgang.

Für den allgemeinen Schulstress klopfen Sie besser in ruhigeren Minuten. Wandeln Sie die folgenden Klopfvorschläge entsprechend ab, damit sie auf die Situation Ihres Kindes zutreffen.

Klopfvorschläge

- »Auch wenn ich immer wieder keinen Bock auf die blöde Schule habe, …«
- »Auch wenn ich wütend über die dämlichen Erklärungen des Mathelehrers bin, die ich wieder nicht verstanden habe, …«
- »Auch wenn ich wütend auf meinen Kumpel bin, weil er mich so blöd in der Pause hat stehen lassen, …«
- »Auch wenn ich enttäuscht bin, weil Lisa nach der Schule sich nicht mit mir treffen wollte, …«
- »Auch wenn ich Angst habe, die Englischlehrerin ist sauer, weil ich meinen Vokabeltest wieder versaut habe, …«

Lassen Sie auch positive Entscheidungssätze mit einflechten:

Das tägliche Morgenritual mit EFT: Klopfen Sie mit Ihrem Kind, damit der Schulstress entschärft wird.

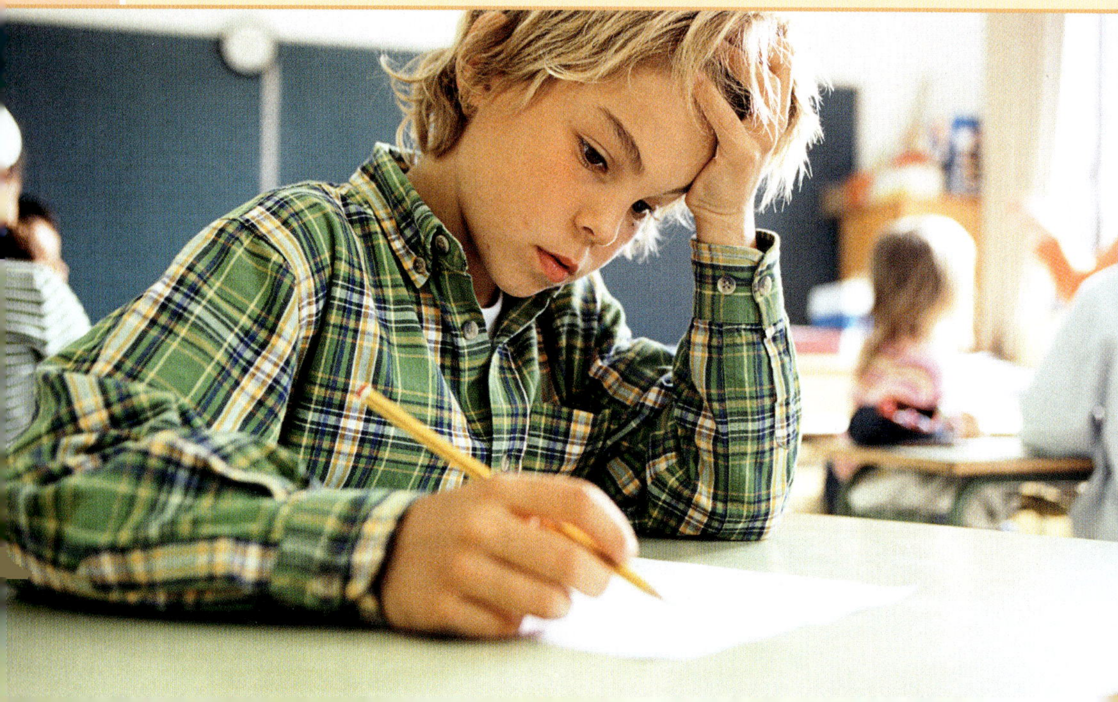

- »Auch wenn mir das Lernen dieser doofen Vokabeln immer noch schwer fällt, bin ich völlig okay wie ich bin, und ich entscheide mich dafür, am Ball zu bleiben.«

Lästige Hausaufgaben

Hausaufgaben sind große Stressfaktoren sowohl für Kinder als auch für Eltern. Kinder fühlen sich leicht unter Druck gesetzt, etwas tun zu müssen, was ihnen wenig Freude macht. Und Eltern fühlen sich gelegentlich überfordert, wenn sie die Hausaufgaben überwachen sollen. Klopfen Sie für sich selbst Ihre Angst vor Überforderung, Ihre mangelnde Konsequenz, Ihre Angst, dass Ihr Kind ein »Versager« sein könnte, Ihre Angst davor, Fehler zu machen, Ihre Wut darüber, jeden Tag das gleiche Theater zu erleben, Ihre Enttäuschung, dass immer Sie sich um alles kümmern müssen, dass niemand Ihre Bemühungen wertschätzt, schon gar nicht Ihr Sprössling.
Lassen Sie Ihr Kind seine eigenen Formulierungen finden. Es geht darum, Gefühle auszudrücken, und das hat mit einem Lehrgang für gewählte Ausdrucksweise nicht das Geringste zu tun.

Klopfvorschläge

- »Auch wenn ich immer wieder Probleme damit habe, mich auf meine Hausaufgaben zu konzentrieren, bin ich ein total cooler Typ.«
- »Auch wenn ich keinen Bock habe, immer wieder diese trockene Sch… zu lernen, …«
- »Auch wenn ich einfach nichts behalten kann, …«

Wenn Klassenarbeiten stressen

Noch mehr Stress verursachen Klassenarbeiten, vor allem dann, wenn die Zeugnisnote davon abhängt. Finden Sie heraus, was Ihr Kind stresst. Ist es der Lehrer oder ein Mitschüler? Und was genau stört an dieser Person? Die Art des Unterrichts, das Verhalten, gemeine Bemerkungen? Ist es der Platz im Klassenraum, der nicht passt, oder der Lehrstoff, den es nicht kapiert? Je spezifischer der stressende Punkt benannt wird, desto wirkungsvoller ist EFT. Klopfen Sie mit Ihrem Kind möglichst alle Aspekte auf null. Vor Klassenarbeiten oder Tests haben sich folgende Sätze bewährt:

Klopfvorschläge

- »Auch wenn ich trotz des vielen Lernens total Angst habe, in der Mathearbeit zu versagen, entscheide ich mich, cool zu bleiben.«
- »Auch wenn ich nervös werde, wenn der Lehrer mir wieder über die Schultern guckt, bin ich total okay.«
- »Auch wenn ich total Angst habe, dass ich einen Blackout bekomme, vertraue ich darauf, dass mir genau das Richtige zum richtigen Zeitpunkt einfällt.«

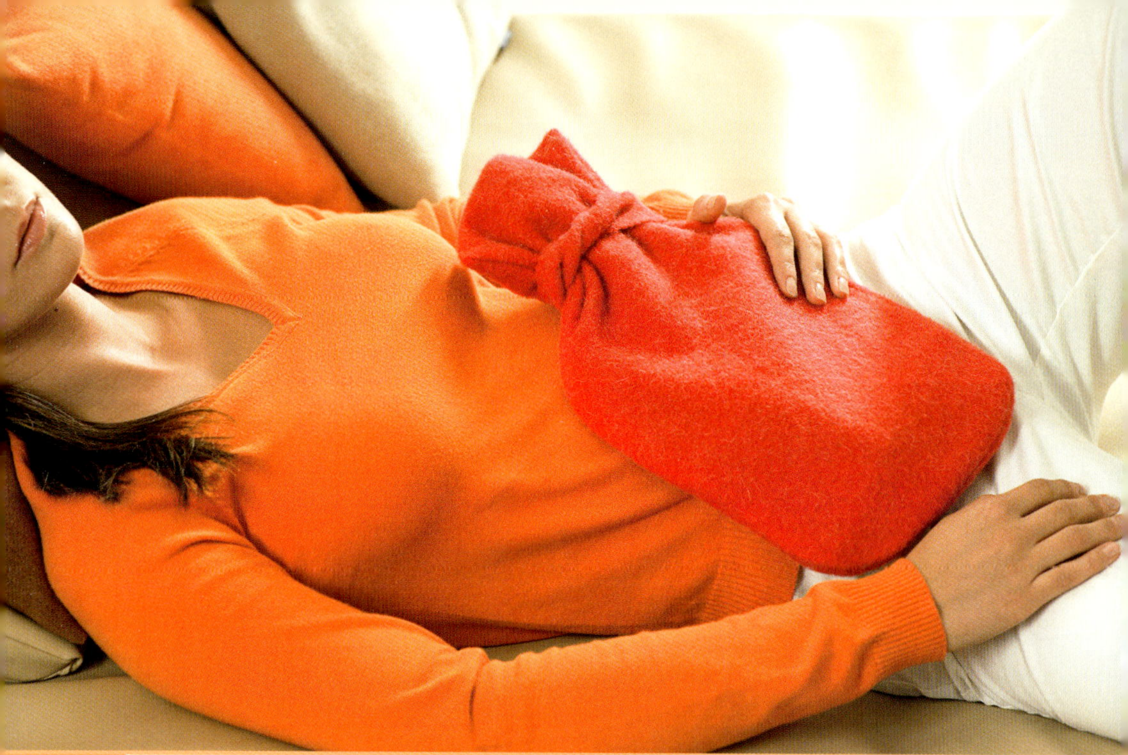

Körperliche Beschwerden

Egal ob Migräne oder Prämenstruelles Syndrom, ob Tennisarm, Rückenschmerzen oder Bluthochdruck, EFT kann selbst bei körperlichen Beschwerden seine segensreiche Wirkung entfalten. Selbstverständlich ersetzt EFT keine ärztliche Behandlung, ist aber bei allen Erkrankungen eine hervorragende begleitende Maßnahme, da mit körperlichen Beschwerden auch viele Emotionen einhergehen, die gleichzeitig bearbeitet werden sollten, um das allgemeine Wohlbefinden wieder herzustellen. Auf der anderen Seite werden häufig Krankheiten durch negative Emotionen und psychischen Stress ausgelöst oder begünstigt. Denken Sie nur an Allergien (Seite 99) oder Magengeschwüre. Zumindest wird der Heilungsprozess häufig von negativen Gefühlen gebremst oder gestört. Daraus macht auch die Schulmedizin längst keinen Hehl mehr.

Schmerzen als Warnsignal

Schmerzen sind ein Warnsignal unseres Körpers. Sie machen deutlich, dass etwas nicht in Ordnung ist. Schmerz ist der Schrei des Gewebes nach fließender Energie. Muskelverspannungen, Nervenreizungen, Durchblutungsstörungen, Ablagerung von Schlackenstoffen, Entzündungen – all das kann Schmerzen hervorrufen. Ernährung, Bewegung und geistig-emotionale Haltung beeinflussen sich gegenseitig. Ob Rückenschmerzen oder Schulter-Nacken-Verspannungen durch einseitige Belastung an unserem Arbeitsplatz, ob Entzündungen der Blase oder der Magenschleimhaut, Halsschmerzen oder Nervenschmerzen aller Art, alles hat letztlich Auswirkungen auf den emotionalen Bereich. Das ist der Grund, warum sich EFT auch hier oft mit großem Erfolg einsetzen lässt.

Die Emotionen hinter dem Schmerz

Achten Sie immer auch auf die Emotionen, die in Ihnen aufsteigen beziehungsweise mit dem Schmerz verbunden sind. Woran erinnert Sie der Schmerz? Was haben Sie erlebt, als der Schmerz zum ersten Mal auftrat? Hat Sie verletzt, was jemand zu Ihnen gesagt hat oder wie Sie behandelt wurden? Haben Sie sich über etwas geärgert oder hat Sie etwas traurig gemacht? Was macht Sie bewegungsunfähig? Was schmerzt Sie wirklich? Gibt es im Moment etwas, was Sie sehr belastet? Könnte es zwischen der Belastung und dem physischen Problem einen Zusammenhang geben?

Der Volksmund beschreibt Zusammenhänge zwischen Körper und Psyche sehr deutlich mit Bildern wie »Das bricht ihm das Genick«, »Das schlägt mir auf den Magen«, »Ich zerbreche mir den Kopf«, »Hier sind mir die Hände gebunden« oder »Das lastet ihr auf den Schultern«. Klopfen Sie alles, was in Ihnen aufsteigt. Sie können auch ruhig zwischen den körperlichen Symptomen und den Emotionen hin- und herpendeln. Hauptsache, Sie klopfen die einzelnen Aspekte so lange, bis sie auf der Stress-Skala auf null sind. Schieben Sie zwischendurch die Gamutübung (Seite 36) ein. Sie hilft oft sehr gut, Abstand zu den Schmerzen zu bekommen oder den letzten Rest an Stress ganz zum Verschwinden zu bringen. Versuchen Sie, auch kleine Veränderungen wahrzunehmen und haben Sie etwas Geduld, wenn der Körper nicht sofort reagiert. Bei manchen Menschen kann es zehn bis fünfzehn Minuten dauern, bis ein Schmerz sich löst.

Klopfvorschläge

- »Auch wenn mich dieser dumpfe Schmerz in meiner rechten Schulter so hilflos macht, bin ich total okay.«

- »Auch wenn mich diese Schmerzen wahnsinnig vor Wut machen, weil sie mich so einschränken, akzeptiere ich mich vollkommen so wie ich bin.«
- »Auch wenn es mich hilflos macht, dass ich überhaupt keine Besserung des Schmerzes durch EFT spüren kann, …«
- »Auch wenn ich nicht glaube, dass so ein bisschen Klopfen bei diesen starken Schmerzen helfen kann, …«

Chronische Schmerzen

Bei chronischen Schmerzen wie etwa bei Fibromyalgie (fälschlich Weichteil-Rheuma genannt), Schultersteife, Tennisarm oder Rheuma klopfen Sie mindestens dreimal täglich alle Schmerzzustände durch. Bleiben Sie am Ball, selbst wenn Sie zu Beginn kaum eine oder gar keine Besserung spüren. Suchen Sie auch hier nach möglichen emotionalen Ursachen: Was ist passiert, als Sie zum ersten Mal Beschwerden bekamen? Ist das Ausbrechen der Erkrankung das letzte Glied einer Kette von belastenden Ereignissen? Wenn Sie nicht genau wissen, welche Ereignisse oder Belastungen das sein könnten, achten Sie einfach darauf, was Ihnen als Erstes in den Sinn kommt. Das ist meist das Richtige. Was macht Sie bewegungsunfähig? Was tut Ihnen in der Seele weh? Was geht nicht mehr? Was lähmt Sie? Wovor schützt Sie der

INFO

CHASING THE PAIN – VERFOLGE DEN SCHMERZ

Schmerzen können wandern, wenn wir versuchen, sie wegzuklopfen. Dann heißt die Technik der Wahl »chasing the pain« – verfolge den Schmerz. Sie haben zum Beispiel Schmerzen im Ellbogen, das Tennismatch war anstrengend. Beschreiben Sie den Schmerz so genau wie möglich. Ist er stechend, bohrend, dumpf oder ziehend? Klopfen Sie: »Auch wenn ich diesen stechenden Schmerz im rechten Ellbogen habe, der auch noch in die Schulter zieht, akzeptiere ich mich völlig so wie ich bin.« Spüren Sie danach hin: Was hat sich verändert? Ist der Schmerz noch an der gleichen Stelle und in der gleichen Intensität wie zu Beginn oder ist er gewandert? Klopfen Sie dann die nächste Runde: »Auch wenn ich diesen stechenden Schmerz jetzt im Oberarm und in der Schulter spüre, bin ich völlig okay so wie ich bin.« Je genauer Sie beschreiben, was Sie wahrnehmen, desto besser. Folgen Sie dem Schmerz und Ihren Körperwahrnehmungen und klopfen Sie so lange, bis alle Schmerzen völlig verschwunden sind.

Schmerz? Woran hindern Ihre Schmerzen Sie? Was gewinnen Sie durch Ihre Schmerzen? Was ändert sich?
Alle diese Fragen erfordern Aufrichtigkeit sich selbst gegenüber. Schreiben Sie auch hier alles auf, was Ihnen einfällt. Klopfen Sie Schritt für Schritt alle Emotionen, die mit den Symptomen verbunden sind. Suchen Sie sich Hilfe, um einer möglichen »Betriebsblindheit« zu entgehen.

Klopfvorschläge

- »Auch wenn es mich wütend macht, dass mich meine Schmerzen daran hindern, mich frei zu bewegen, …«
- »Auch wenn ich nicht weiß, wovor mich meine Schmerzen schützen, …«
- »Auch wenn mich meine Schulterschmerzen daran hindern, mich beim Tennis wieder zu blamieren, …«

Migräne

Auch bei Migräne und Kopfschmerzen lassen sich mit EFT gute Ergebnisse erzielen. Beginnen Sie mit den akuten Symptomen und nehmen Sie dann die Emotionen dazu. Denken Sie auch hier daran, die Symptome möglichst genau zu beschreiben. Gehen Sie noch einmal die Fragen zu den bisher beschriebenen Klopfformen durch. Bleiben Sie hartnäckig. Sollte das Klopfen am Kopf zu schmerzhaft sein, berühren Sie die Punkte einfach sanft oder klopfen Sie nur den Handkantenpunkt. Die folgenden Fragen öffnen die Türen zum Unterbewusstsein:
Was bereitet Ihnen so Kopfschmerzen? Was will Ihnen nicht in den Kopf? Dürfen Sie sich auch ohne körperliche Beschwerden Auszeiten nehmen? In welchen Situationen kommen die Schmerzen? Welcher Stress oder welche Belastung ist mit diesen Situationen verbunden? Gibt es Beziehungsprobleme mit dem Partner oder anderen Menschen? Gibt es innerhalb der Familie Probleme oder etwas anderes, das Sie belastet? Was bedrückt Sie? Fühlen Sie sich ausreichend unterstützt? Wo liegen Sie möglicherweise schief oder sind einseitig? Welche Wut steckt in Ihrem Kopf fest und kann nicht heraus?
Klopfen Sie auch die Angst, es könnten Erkenntnisse aufsteigen, die Sie lieber im »Besenschrank« lassen würden, oder solche, mit denen Sie nicht fertig werden könnten. In diesem Fall empfiehlt sich die Tränenfreie Trauma-Technik (Seite 46) oder die Zetteltechnik (Seite 47). Zur Not können Sie auch immer telefonisch Hilfe anfordern oder sich an einen EFT-Anwender in Ihrer Nähe wenden.

Klopfvorschläge

- »Auch wenn ich diesen ziehenden Schmerz hinter dem rechten Auge habe, bin ich völlig okay so wie ich bin.«
- »Auch wenn meine Nackenmuskulatur völlig verspannt ist und der Schmerz in den Kopf hochzieht, …«

FREI VON BELASTENDEN BAUCHSCHMERZEN

Eine junge Frau kam zu Gabriele in die Praxis mit dem Wunsch, von ihren Bauchschmerzen befreit zu werden. Die Schmerzen hatte sie bereits seit zwei Jahren, und mit schulmedizinischen Untersuchungen wurden keine physischen Ursachen gefunden. Entkrampfende und andere Schmerzmittel brachten keinerlei Besserung, weshalb sie recht verzweifelt war. Gabriele machte sie zuerst mit der Klopfroutine und deren Wirkung vertraut und begann dann mit der eigentlichen Klopfsitzung.

Welches akute Symptom haben Sie jetzt in diesem Moment?
Das ist ein krampfartiger, dumpfer Schmerz im gesamten Bauchraum.

Wie stark ist der Stress darüber im Moment auf der Stress-Skala von null bis zehn. Zehn ist maximaler Stress, null ist überhaupt kein Stress mehr.
Hmm, ich glaube acht.

Gut, jetzt klopfen Sie den Handkantenpunkt und wir wiederholen dreimal: Auch wenn ich diesen krampfartigen dumpfen Schmerz im Bauchraum habe, ...
Auch wenn ich diesen krampfartigen dumpfen Schmerz im Bauchraum habe, ...

... akzeptiere ich mich so wie ich bin. Ausatmen!
... akzeptiere ich mich so wie ich bin.

AI: Dieser dumpfe Schmerz im Bauchraum ...
Dieser dumpfe Schmerz im Bauchraum ...

AA: ... der mich so quält!
... der mich so quält!

MA: Dieser krampfartige Schmerz ...
Dieser krampfartige Schmerz ...

UN: ... der mich schon so lange begleitet.
... der mich schon so lange begleitet.

KG: Dieser krampfartige dumpfe Schmerz ...
Dieser krampfartige dumpfe Schmerz ...

SB: ... der mich seit zwei Jahren plagt.
... der mich seit zwei Jahren plagt.

UA: Ich lasse ihn jetzt los.
Ich lasse ihn jetzt los.

KP: Ich brauche den Schmerz nicht mehr. Und ausatmen!
Ich brauche den Schmerz nicht mehr.

Wo sitzt der Schmerz jetzt?
Er ist schwächer geworden und etwas nach hinten gewandert.

Welches Gefühl ruft der Schmerz in Ihnen hervor?
Er macht mich traurig.

Was noch?
Einfach traurig. Das fühlt sich einfach immer schwer an und irgendwie ohne Hoffnung. Die Ärzte finden ja nichts.

Auch wenn sich das alles so schwer anfühlt ...
Auch wenn sich das alles so schwer anfühlt ...

und ich keine Hoffnung mehr habe ...
und ich keine Hoffnung mehr habe ...

weil die Ärzte einfach nichts finden.
weil die Ärzte einfach nichts finden.

Aber da ist trotzdem diese Trauer.
Aber da ist trotzdem diese Trauer. (Sie atmet tief ein und aus.)

Diese tiefe Trauer!
Diese tiefe Trauer!

Ich habe jemanden oder etwas verloren.
Ich habe jemanden oder etwas verloren.

Seitdem habe ich diese Trauer in mir ...
Seitdem habe ich diese Trauer in mir ... (Sie beginnt zu weinen, und Gabriele klopft sanft die Punkte an ihrem Körper, wie sie das für diesen Fall vorher vereinbart hatten. Das lässt sie deutlich ruhiger werden.)

Was kam da hoch?
Mein Vater ist vor zwei Jahren gestorben. Er hatte die gleichen Bauchschmerzen und sehr darunter gelitten. Und ich habe seitdem auch diese Bauchschmerzen und Angst, dass ich ebenso leiden muss wie er.

Auch wenn ich diese Angst im Bauch habe ...
Auch wenn ich diese Angst im Bauch habe ...

... dass ich so ende wie mein Vater,
... dass ich so ende wie mein Vater,

kann das doch etwas ganz anderes sein.
kann es doch etwas ganz anderes sein. Hmm, er hatte die gleichen Symptome wie ich und ist gegen einen Baum gefahren. Die Polizei sagte, es war ein Unfall, aber ich glaube, er hat sich umgebracht. (Sie weint wieder.)

Einfach weiterklopfen: Mein Vater hatte einen Unfall und ist dabei ums Leben gekommen ...
Mein Vater hatte einen Unfall und ist dabei ums Leben gekommen ...

Das kann ganz andere Gründe gehabt haben ...
Das kann ganz andere Gründe gehabt haben ...

Die nichts mit seinen Bauchschmerzen zu tun hatten ...
Die nichts mit seinen Bauchschmerzen zu tun hatten.

Ich habe keinen Beweis dafür, dass er sich umgebracht hat.
Ich habe keinen Beweis dafür, dass er sich umgebracht hat.

Es war ein Unfall.
Es war ein Unfall.

Und niemand trifft eine Schuld.
Und niemand trifft eine Schuld.

Am wenigsten meinen Bauch.
Am wenigsten meinen Bauch.

Der seitdem so weh tut wie der meines Vaters.

Der seitdem so weh tut wie der meines Vaters.

Dabei hat das eine mit dem anderen nichts zu tun.
Dabei hat das eine mit dem anderen nichts zu tun.

Das ist nur eine Vermutung!
(Mit deutlicher Erleichterung in der Stimme:) Das ist nur eine Vermutung!

Ich muss deswegen keine Bauchschmerzen haben.
Ich muss deswegen keine Bauchschmerzen haben.

Ich erinnere mich auch so an meinen Vater und hab ihn im Herzen.
Ich erinnere mich auch so an meinen Vater und hab ihn im Herzen.

Und deshalb kann ich auch die Trauer loslassen.
Und deshalb kann ich auch die Trauer loslassen (sie seufzt). Ja, das stimmt, das fließt jetzt einfach so ab, hab' ich das Gefühl. Das tut gut.

Was ist jetzt mit den Bauchschmerzen?
(Sie spürt in sich hinein und macht ein sehr verdutztes Gesicht.) Ich spüre nichts mehr! Sie sind weg! Das kann doch nicht sein, die waren doch so lange da, und jetzt von dem bisschen Klopfen sollen sie einfach weg sein?

Tja, das kommt oft vor. Also, zur Sicherheit klopfen wir noch eine Runde: Auch wenn ich nicht glauben kann ...
Auch wenn ich nicht glauben kann ...

... dass die Bauchschmerzen jetzt einfach weg sind.
... dass die Bauchschmerzen jetzt einfach weg sind.

Das ist doch nicht möglich, das glaube ich einfach nicht!
Das ist doch nicht möglich, das glaube ich einfach nicht!

Die habe ich doch schon so lange gehabt.
Die habe ich doch schon so lange gehabt.

Die können nicht einfach so schnell weg sein.
Die können nicht einfach so schnell weg sein.

Ich will das sofort wiederhaben!
(Sie lacht.) Nein, das will ich nicht! Ich fühle mich so viel wohler! Das ist ja einfach unglaublich!

So, spüren Sie aber noch mal hinein, wenn Sie an den Unfall Ihres Vaters denken: Kommt da noch etwas in Ihnen hoch?
Nein, das ist jetzt irgendwie völlig in Frieden! Ich habe ein warmes Gefühl in der Brust, wenn ich an ihn denke und ich glaube auch nicht mehr, dass es Selbstmord war. Es war ja sehr glatt in der Nacht und man hat auch Tierhaare am Auto gefunden.

Und noch einmal in den Bauch spüren, in den Körper – ist noch etwas da, was wir bearbeiten müssten?
(Sie spürt einen Moment in sich hinein und schüttelt dann den Kopf). Nein, ich glaube nicht, es fühlt sich gut und friedlich an! Danke, das hätte ich nicht erwartet!

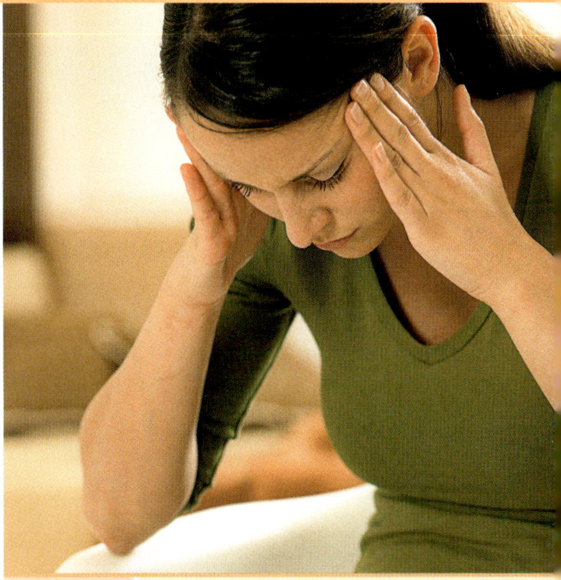

Gehen Sie Ihrem Leiden auf den Grund – oft sind es innere Spannungen.

Frauenleiden lindern

Auch so genannte Frauenleiden, deren Ursachen häufig innere Spannungen und Blockaden sind, können Sie mit EFT in den Griff bekommen. Denn die Blockaden lassen sich meist schnell auflösen. Beleuchten Sie – wenn Sie regelmäßig und heftig davon geplagt werden – Ihre Einstellung zur Sexualität und zu Ihrer Weiblichkeit mit folgenden Fragen: Welche Meinung herrscht generell in Ihrer Familie? Welches Frauenbild haben Sie von Ihrer Mutter oder Großmutter übernommen? Welche Einstellung zur Sexualität hatten Ihre Mutter und Ihre Großmutter? Was ist Ihr ganz persönliches Bild von sich als Frau? Welche Einstellung haben Sie zu Ihrem Körper? Welchen Maßstäben versuchen Sie zu entsprechen und woher haben Sie diese Maßstäbe? Welche Erwartungshaltungen (auch sexuell) müssen Sie als Frau erfüllen? Können Sie Ihre Weiblichkeit mit allen Aspekten voll genießen?

Prämenstruelles Syndrom und Menstruationsbeschwerden

Viele Frauen leiden unter PMS (Prämenstruelles Syndrom) und Menstruationsproblemen wie Schmerzen, Spannungsgefühlen oder seelischen Verstimmungen. Wichtig ist es dann, neben der Klopfroutine Ihrem Hormonsystem Aufmerksamkeit zu schenken (Seite 98). Beginnen Sie wie immer mit den akuten Symptomen, klopfen Sie alles, was Ihnen sowohl körperlich als auch psychisch im Zusammenhang mit Ihren derzeitigen Beschwerden einfällt. Danach sollten Sie schon eine deutliche Erleichterung spüren.

Klopfvorschläge

- »Auch wenn es mich wütend macht, dass ich jeden Monat vor meinen Tagen so gereizt bin, bin ich gerne und voll und ganz Frau.«
- »Auch wenn mich die jeden Monat wiederkehrenden Kopfschmerzen mürbe machen, bin ich gerne und voll und ganz Frau.«

- »Auch wenn ich diese Menstruationsprobleme (oder …) habe, akzeptiere und genieße ich meine Weiblichkeit mit allen ihren Aspekten.«
- »Auch wenn ich es hasse, jeden Monat diese Bluterei zu haben, akzeptiere und genieße ich meine Weiblichkeit mit allen ihren Aspekten.«

Richten Sie eine klare Bitte an Ihr Hormonsystem

Dass wir durch das Klopfen direkt Einfluss auf den Hormonhaushalt nehmen (Seite 18), lässt sich hier gut nutzen. An den einzelnen Punkten können Sie in der Pingpong-Technik (Seite 50) abwechselnd die ziehenden Schmerzen und die Bitte an das Hormonsystem klopfen. Fügen Sie in diesen Fällen Ihren Klopfsätzen Folgendes hinzu:

»Auch wenn ich diese ziehenden Schmerzen im Unterleib habe, bitte ich mein Hormonsystem, jetzt genau die Mischung an Hormonen auszuschütten, die mich gesund, schmerzfrei und vital erhält, und ich danke ihm dafür.«

Diese Aufforderung an den Körper und an das Hormon- oder an das Nervensystem lässt sich ebenso bei allen anderen körperlichen Beschwerden sehr gut einsetzen. Klopfen Sie einige Zeit täglich einbis dreimal. Mit etwas Geduld und Beharrlichkeit werden Sie ganz sicher Erfolge erzielen.

Klopfvorschläge

- »Auch wenn es mich ärgert, dass ich immer gereizt bin, wenn ich meine Tage bekomme, bin ich eine starke und gesunde Frau, und ich bitte mein Hormonsystem um eine ausgleichende Hormonausschüttung und ich danke ihm dafür.«
- »Auch wenn es mich so wütend macht, dass ich diese Hitzewallungen habe, bitte ich mein Hormonsystem, dass es genau die Hormone ausschüttet, die ich brauche, um mich wohl zu fühlen, und ich danke ihm dafür.«
- »Auch wenn mein ganzes Hormonsystem durcheinander ist, bitte ich meinen Körper, alles dafür zu tun, dass die Hormonausschüttung optimal ist und mich ausgeglichen und vital erhält, und ich danke ihm dafür.«

TIPP

FÜR DIE WECHSELJAHRE

Bei Beschwerden während der Wechseljahre können Sie Ihr Hormonsystem bitten, einen optimalen Hormonstatus aufrechtzuerhalten, der Ihnen erlaubt, gesund, vital und sanft durch die Menopause zu kommen. Probieren Sie es einfach aus! Es schadet Ihrem Körper in keinem Fall – im Gegensatz zu manchen anderen Maßnahmen, die den Hormonstatus künstlich beeinflussen. Versuchen Sie, den natürlichen Vorgang natürlich zu unterstützen!

Allergien in den Griff bekommen

Eine Allergie ist eine entgleiste Abwehrbereitschaft des Körpers. Er reagiert auf harmlose Stoffe, als wären sie höchst gefährlich für ihn. Angesichts der zunehmenden Allergiebereitschaft ist eine Behandlungsmöglichkeit ohne schädigende Nebenwirkungen besonders wichtig. Auch wenn es für langjährige Allergiker zu schön klingen mag, um wahr zu sein: Mit EFT lässt sich ein quälender Heuschnupfen häufig in wenigen Minuten auflösen. Auch andere Allergieformen reagieren sehr positiv auf EFT, wenn auch manchmal etwas langsamer. Je genauer Sie den Auslöser benennen, desto wirkungsvoller!

Der »Allergie-Dreisatz«

Wir haben in unserer Praxis für die Behandlung von Allergien den so genannten »Allergie-Dreisatz« mit den drei wichtigsten Aspekten einer Allergie entwickelt: das Symptom, die daraus entstehende/n Emotion/en und die Angst vor Verletzung.
Der wohl wichtigste Teil des »Allergie-Dreisatzes« ist die Angst vor Verletzung. Eine Allergie hat neben den physischen Grundlagen auch emotionale Komponenten. Nicht umsonst sagt der Volksmund: »Auf diese Person reagiere ich allergisch!« Wenn wir zu irgendeinem Zeitpunkt im Leben eine seelische Verletzung erlitten haben und nicht adäquat reagieren konnten, besteht die Gefahr, dass wir die dadurch entstandene Aggression gegen uns selbst richten. Oder wir erklären einen an sich harmlosen Stoff stellvertretend zum »Feind«. Das geschieht nicht bewusst, und auslösendes Ereignis und Auftreten der Allergie stehen selten in unmittelbarem zeitlichem Zusammenhang. Eine Allergie tritt dann auf, wenn eine physische und emotionale Belastung so groß geworden ist, dass die normalen Regulationsmechanismen aus der Balance geraten. Das kann erst Jahre später sein.
Allergien lassen sich mit EFT besonders dann gut auflösen, wenn der eigentliche Auslösepunkt »entschärft« ist. Dazu wird jeder Teil des »Allergie-Dreisatzes«

SO KLOPFEN SIE OHNE AKUTE SYMPTOME

INFO

Wenn Sie keine akuten Symptome haben (vielleicht bei einer Katzenallergie, deretwegen Sie Katzen weiträumig aus dem Weg gehen), klopfen Sie die Symptome, die Sie hätten, wenn Sie mit einer Katze in Berührung kämen. Klopfen Sie auch die Emotionen, die die Symptome in Ihnen hervorgerufen haben oder hervorrufen.

INFO

BEI BESONDERS HARTNÄCKIGEN ALLERGIEN

Denken Sie immer daran, dass EFT Ihr natürliches Warnsystem nicht außer Kraft setzen kann. Wenn Ihre Allergie trotz aller Bemühungen nicht verschwindet, sollten Sie über eine generelle Entgiftung oder Ernährungsumstellung nachdenken. Manchmal ist sogar eine Lebensumstellung nötig. Achten Sie auf Ihre Gedanken und Ihr Verhalten. Viele Allergiker haben große Probleme damit, vernünftige Grenzen zu setzen oder sich adäquat zu wehren. Sie sind oft bemüht freundlich, überaus hilfsbereit und beißen die Zähne selbst in Situationen zusammen, in denen eine angemessene Verteidigung im wahrsten Sinn des Wortes gesünder wäre.
Klopfen Sie Glaubenssätze wie »Ich darf mich nicht wehren«, »Ich bin hilflos«, »Ich muss immer freundlich sein«, »Ich muss immer gute Miene zum bösen Spiel machen«. Das kommt auch Ihrem emotionalen Gleichgewicht zugute.

mindestens dreimal vollständig geklopft, das ergibt insgesamt neun Klopfrunden. Prüfen Sie anschließend Ihren Gesamtzustand: Was hat sich verändert? Wiederholen Sie den kompletten Vorgang mit den entsprechenden Veränderungen so lange, bis Sie nichts mehr spüren. Das können zwischen zwei und fünf Runden sein. Zuerst klopfen Sie die Allergie an sich. Sie sollten möglichst genau wissen, worauf Sie allergisch reagieren – bei Hausstauballergie ist es oft gar nicht der Staub, sondern es sind die Milben, die wir eklig finden. Je spezifischer Sie die Substanz benennen können, desto besser.

Klopfvorschläge

- »Auch wenn ich allergisch auf XY reagiere, bin ich okay und weiß, dass dieser Stoff harmlos ist.«
- »Auch wenn ich allergisch auf XY reagiere, akzeptiere ich mich so wie ich bin.«
- »Auch wenn ich auf XY allergisch reagiere, entscheide ich mich dafür, diese Überreaktion loszulassen, weil es eine falsche Einschätzung eines harmlosen Stoffes ist.«

1. Das Symptom

Klopfen Sie alle Symptome, die Ihre Allergie hervorruft: die laufende Nase, die tränenden Augen, die Atemnot, den Ausschlag, den Juckreiz. Achten Sie darauf, jeweils möglichst bis auf null zu klopfen. Manchmal wandern Symptome und verändern sich von Runde zu Runde. Klopfen Sie jeweils das aktuell am stärksten vorhandene Symptom so lange, bis sich alles aufgelöst hat.

Klopfvorschläge

- »Auch wenn meine Augen brennen, …«
- »Auch wenn meine Nase läuft, …«
- »Auch wenn ich keine Luft bekomme, weil diese Pollen durch die Gegend fliegen, …«

2. Die Emotion

Klopfen Sie alle Emotionen, die Ihr Zustand und die einzelnen Symptome in Ihnen hervorrufen, auch Ihre Wut und die Hilflosigkeit wegen der Einschränkungen, die Ihnen Ihre Allergie auferlegt.

Klopfvorschläge

- »Auch wenn ich wütend auf meinen Körper bin, weil er so überreagiert, akzeptiere ich mich so wie ich bin.«
- »Auch wenn es mich wütend macht, weil mich die Allergie so einschränkt, bin ich okay so wie ich bin.«
- »Auch wenn ich mich so hilflos fühle, wenn ich Heuschnupfen habe, akzeptiere ich mich doch so wie ich bin.«

3. Die Angst vor Verletzung

Sie kann verschiedene Gesichter haben. Das kann Angst sein, der Aggression anderer ausgeliefert zu sein, oder Angst, die eigene Aggression zu äußern. Es kann Angst sein, immer wieder auf die eine oder andere Weise physisch, emotional oder mental verletzt zu werden, Verletzungen hilflos ausgeliefert zu sein, sich nicht wehren oder schützen zu können.

Manchmal hilft es zu wissen, was kurz vor dem ersten Auftreten der Allergie geschehen ist und was daran eventuell traumatisch gewesen sein könnte. Die Frage, gegen wen oder was sich die Aggression eigentlich richten müsste, ist ebenfalls ein guter Wegweiser zu auslösenden Faktoren.

> Je exakter Sie die plagende Substanz benennen, desto besser ist das Ergebnis.

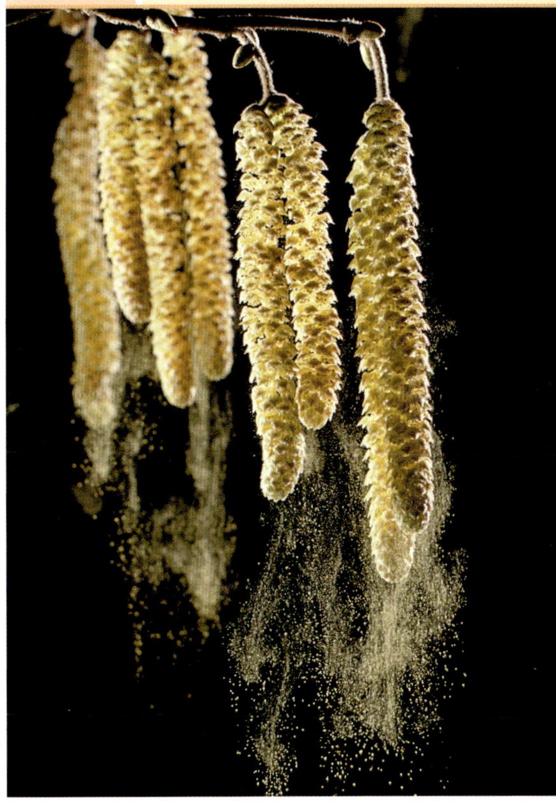

WICHTIG !

VORSICHT BEI LEBENSMITTELALLERGIEN

Sollten Sie eine Lebensmittelallergie haben, überprüfen Sie das Ergebnis Ihrer EFT-Anwendung bitte nur unter ärztlicher Aufsicht! In jedem Fall empfiehlt sich eine ausgewogene Ernährung, die dem Körper möglichst wenig Schadstoffe zumutet.

Klopfvorschläge

- »Auch wenn ich Angst habe, ich werde wieder verletzt, …«
- »Auch wenn ich diese Hilflosigkeit spüre, wenn ich daran denke, wie viele giftige Stoffe mich bedrohen, …«
- »Auch wenn ich Angst habe, meine Aggression nach außen zu richten, weil ich dann selbst verletzt werde, …«
- »Auch wenn ich weiß, dass mein Immunsystem mich so vor Verletzungen schützen will, …«
- »Auch wenn ich Angst habe, die Allergie kommt irgendwann wieder, …«
- »Auch wenn ich die Angst habe, niemals geschützt zu sein, …«

Sprechen Sie Ihr Immunsystem direkt an

Sie können Ihr Immunsystem auch immer direkt ansprechen: Ersetzen Sie in jedem Einstimmungssatz den zweiten Teil durch den Satz: »Auch wenn ich diese XY-Allergie habe, bitte ich mein Immunsystem, XY als harmlos einzustufen und mich gesund und stark zu halten, und ich danke ihm dafür.«
Und eine andere Variante: »Auch wenn ich jetzt diese tränenden Augen habe, bitte ich mein Immunsystem, nicht überzureagieren, sondern mich gesund und vital zu halten, und ich danke ihm dafür.«
Probieren Sie aus, welche Form für Sie die stimmigere und wirkungsvollere ist. Und starten Sie mit dem Klopfen frühzeitig, ruhig schon vor Beginn der Pollensaison. Sie haben nichts zu verlieren als einen alten, einschränkenden Glaubenssatz und Ihre Allergie!

Klopfvorschläge

- »Auch wenn ich diese Allergie auf XY habe, bitte ich meinen Körper, die Fehlprogrammierung dieses Stoffs von gefährlich auf harmlos umzuschalten. Andere Menschen sind auch nicht allergisch dagegen.«
- »Auch wenn mein Körper diesen Stoff XY für gefährlich hält, weiß ich doch ganz genau, dass er harmlos ist, und entscheide mich dafür, die Allergie jetzt loszulassen.«
- »Auch wenn diese Allergie auf XY mich immer wieder stark einschränkt, ist mir doch voll und ganz bewusst, dass sie keine erhebliche gesundheitliche Einschränkung bedeutet.«

Wenn Babys sich nicht wohl fühlen

Obwohl Babys nicht erklären können, was ihnen Unwohlsein oder Schmerzen bereitet, werden Eltern – insbesondere Mütter – schnell die Ursache herausfinden und bemüht sein, sie zu beheben. Häufig sind es Bauchschmerzen, Blähungen oder Zahnschmerzen. Wenn Ihr Baby schreit, nehmen Sie es auf den Arm und klopfen Sie an ihm (natürlich sehr sanft!) oder an sich (auch sanft!) alle Punkte durch. Währendessen können Sie sogar summen. Klopfen Sie alles, was Ihnen einfällt. Auch hier gilt: Sie können Ihrem Kind auf keinen Fall schaden, auch nicht, wenn etwas weniger genau zutrifft.

Klopfen schon vor der Geburt

Schwangerschaft und Geburt sind keine einfache Sache, weder für die Mutter noch für das Kind. Klopfen Sie Ängste und Befürchtungen, die mit dieser umwälzenden Veränderung einhergehen. Bei einem traumatischen Erlebnis während der Schwangerschaft sollten Sie nicht nur Ihre eigenen Emotionen sofort »glätten«, sondern stellvertretend auch für Ihr Ungeborenes klopfen.

Klopfvorschläge

- »Auch wenn mein kleiner Schatz sich so erschreckt hat, als seine Mama die Treppe hinuntergefallen ist, ist alles okay, es ist in Sicherheit, und Mama und Papa haben es lieb.«
- »Auch wenn das neue Wesen in meinem Bauch schon unter meinen Schwierigkeiten leiden muss, ist es vollkommen geliebt, erwünscht und willkommen so wie es ist.«

Der Willkommensgruß

Ist Ihr Baby auf der Welt, können Sie es gleich nach den Strapazen der Geburt mit EFT behandeln. Berühren Sie an ihm sehr sanft die einzelnen Punkte und formulieren Sie die Sätze so, wie Sie Ihnen passend erscheinen. EFT können Sie jederzeit bei Ihrem Sprössling anwenden, um Unruhe und Unbehagen zu beheben. Bei jeder Massage können Sie alle Punkte mit behandeln, indem Sie diese sanft reiben oder streicheln. Seien Sie kreativ!

Klopfvorschläge

- »Auch wenn ich, (Name des Kindes) an diesem seltsamen Ort bin, bin ich geliebt und in Sicherheit.«
- »Auch wenn ich nicht mehr länger in der sicheren Umhüllung des Körpers meiner Mutter bin, …«
- »Auch wenn ich abrupt aus dem warmen Dunkel meiner bisherigen Welt gefallen bin, …«
- »Auch wenn es so hart ist, sich an das neue Leben zu gewöhnen, …«

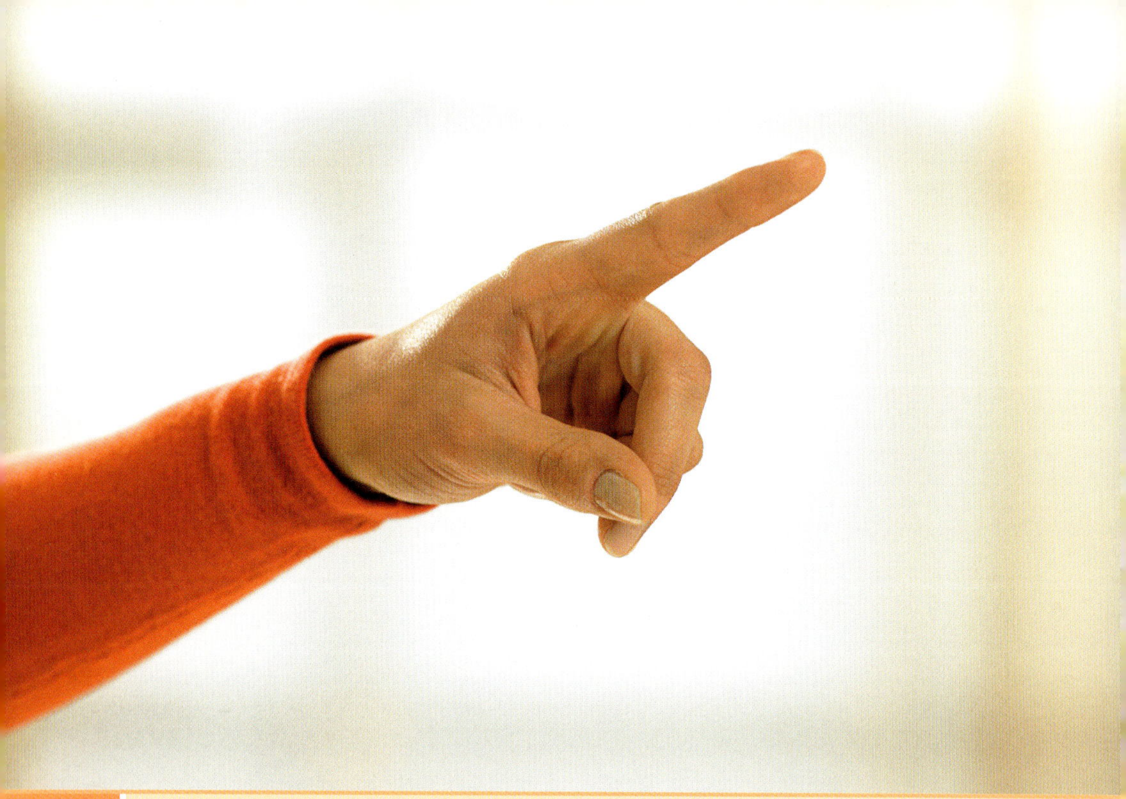

Ziele verwirklichen

Die allermeisten Menschen haben Wünsche und Ziele vor Augen. Die Aussicht, dass wir ein bestimmtes Ziel auch verwirklichen oder uns besondere Wünsche erfüllen können, beflügelt uns morgens und lässt uns abends rechtschaffen müde ins Bett fallen. Das beginnt bereits in jungen Jahren: Wer würde nicht gern mit guten Noten die Schule abschließen, um eine Lehrstelle oder einen Studienplatz zu bekommen? Im Berufsleben dann hat der eine das Ziel, die Karriereleiter ein Stück weit nach oben zu klettern, der andere möchte sich vielleicht selbstständig machen. Dass nicht alles ohne weiteres und schon gar nicht sofort gelingt – manchmal bleibt man sogar meilenweit von seinen Zielen entfernt – haben vermutlich auch Sie schon erfahren. Bevor Sie sich in übertriebenen (also krankhaften) Ehrgeiz stürzen oder – das genaue Gegenteil – in Lethargie verfallen, weil Sie fürchten, es doch nicht zu schaffen, sollten Sie klopfen. Mit EFT lassen sich viele Hindernisse nämlich schon im Vorfeld ausräumen.

Auf dem Weg zum Ziel

Einige Vorarbeiten helfen Ihnen, Ziele leichter zu erreichen. Überprüfen Sie einmal alle Glaubensmuster, die Sie von Ihren Eltern oder anderen Personen übernommen haben. Welche Art von Gedanken, Aussagen und Gefühlen waren in Ihrer Familie vorherrschend? Optimismus oder Zweifel? Glauben Sie an sich oder wurde Ihnen schon früh beigebracht, Ihre Grenzen lieber etwas enger zu stecken? Wurde mit Sätzen wie »Da bist du noch zu klein für«, »Das schaffst du sowieso nicht«, »Du bist zu ungeschickt dafür« Ihr kreativer Antrieb gebremst oder wurden Sie eher gefördert? Hatten Sie in Ihrer Jugend Idole, denen Sie nacheiferten, die Sie bewunderten und deren Erfolge Sie anspornten? Machen Sie eine Liste, in die Sie getrennt alle positiven und negativen Glaubenssätze und Sprüche aus Ihrer Familie eintragen. Ist Ihre Liste auf der Negativseite länger, überprüfen Sie genauer, woher diese Ansichten stammen. Aus welcher Erziehung, welchen Erfahrungen und Umständen? Treffen diese Ansichten noch auf Sie und Ihr jetziges Leben zu? Klopfen Sie alle negativen Emotionen auf null, die sich mit diesen Erinnerungen verbinden. Dann wird Ihnen bald klar sein, welche Sätze auf dem Weg zu Ihrem Ziel hilfreich sind und welche eher bremsend wirken.

Verfolgen Sie Ihre Träume

Ein wichtiger Schritt in Richtung Ziel besteht darin, es zu definieren. Manchen Menschen fällt das erstaunlich schwer, weil sie nicht unterscheiden können, was sie meinen, wollen zu sollen, oder was sie unabhängig von irgendwelchen äußeren Einflüssen selbst wollen. Oft werden unsere Wünsche von Vorstellungen geprägt, die eher den Erwartungen anderer als unseren eigenen Vorstellungen und Träumen entsprechen. Zudem fallen viele unserer Träume schon früh negativen Glaubensmustern zum Opfer – getarnt als Realitätssinn weil wir die Verwirklichung unserer Träume niemals für möglich halten. Denken Sie an das, was für Sie das Beste sein könnte, was Sie erfüllt, was Ihrem Leben Sinn verleiht.
Was war einmal Ihr größter Traum im Leben? Was hat Sie daran gehindert, ihn sich zu erfüllen? Was hat Ihnen die größte Freude gemacht? Welche Erwartungen glauben Sie erfüllen zu müssen? Die Ihrer Eltern? Oder die Ihrer Umgebung? Wie müsste Ihr Leben aussehen, damit Sie

ein zufriedener, erfüllter und glücklicher Mensch sein können, der Freude an seiner Arbeit hat und diese Freude nach außen ausstrahlt?
Wenn Ihnen jetzt schon eine Menge Einwände in den Kopf geschossen sind, angefangen von »Man muss halt Abstriche machen« über »Wie soll ich das bloß schaffen« bis hin zu »Dafür fehlen mir alle Voraussetzungen«, dann legen Sie am besten sofort das Buch weg und klopfen einen hemmenden Glaubenssatz nach dem anderen in Grund und Boden!

TIPP

BRAINSTORMING HILFT

Sie können sich auch eine Liste machen und alles aufschreiben, was Ihnen zu Ihrem Ziel einfällt, ob Positives oder Negatives, ist erst einmal egal. Schreiben Sie auch Details auf, wie Ihr Leben sein wird, wenn Sie Ihr Ziel erreicht haben. Klopfen Sie alle Einwände oder negativen Emotionen wie Resignation oder Trauer darüber, dass Sie das Gewünschte bisher noch nicht erreicht haben, die Angst, dass Sie es vielleicht niemals erreichen werden, oder die Wut über die vielen großen und kleinen Hindernisse, die sich Ihnen immer wieder in den Weg stellen. Wie fühlt sich Ihr Ziel jetzt an? Ist es immer noch in weiter Ferne oder ist es etwas näher gerückt?

Klopfvorschläge

- »Auch wenn ich daran zweifle, dass ich meinen Traum jemals verwirklichen werde, akzeptiere ich mich vollkommen so wie ich bin.«
- »Auch wenn ich zu alt bin, um einem Jugendtraum nachzujagen, …«
- »Auch wenn ich nicht genug Geld/Beziehungen/Ressourcen habe, um jemals daran denken zu können, meinen Traum umzusetzen, …«
- »Auch wenn ich Angst habe, mich lächerlich zu machen, wenn ich jetzt noch versuche, mein Leben umzukrempeln, …«

Drehen Sie den Zukunftsfilm

Tun Sie nun so, als wäre Ihr Wunsch schon Wirklichkeit. Lassen Sie Ihre Zielvorstellung in allen Details wie einen Film vor Ihren Augen ablaufen. Gehen Sie voll in das Gefühl hinein, das Sie hätten, wenn Ihr Ziel schon Wirklichkeit wäre. Tanken Sie sich mit den positiven Gefühlen auf. Klopfen Sie alle negativen Emotionen und inneren Einwände, die auftauchen. Klopfen Sie die Stimmen der inneren Kritiker und Miesmacher. Auch die Stimme der Vernunft kann ein Hemmschuh sein. Schon etliche Menschen haben Projekte erfolgreich verwirklicht, bei denen anfangs sämtliche Vernunft dagegen sprach! Wie fühlt sich Ihr Ziel jetzt an?

Klopfvorschläge

- »Auch wenn ich noch zu viele Hindernisse sehe, um mein Ziel zu erreichen, akzeptiere ich mich so wie ich bin.«
- »Auch wenn ich Angst habe, auf den letzten Metern zu scheitern, …«
- »Auch wenn ich Angst habe, mein Ziel könnte sich als unerreichbar herausstellen, nachdem ich schon eine Menge investiert habe, …«
- »Auch wenn ich fürchte, dass mich zwischendurch wieder Zweifel und Mutlosigkeit bremsen, …«

Entscheiden Sie sich

Wenn Ihnen Ihr Ziel auch nach hartnäckigem Klopfen noch viel zu weit weg erscheint, können Sie immer noch Entscheidungssätze anfügen.

Klopfvorschläge

- »Auch wenn mein Ziel viel zu unrealistisch erscheint, entscheide ich mich dafür, offen für die Möglichkeit zu sein, mein Ziel doch zu verwirklichen.«
- »Auch wenn ich immer wieder daran zweifle, mein Ziel zu erreichen, entscheide ich mich dafür, es mit Leichtigkeit, Freude und Beharrlichkeit weiter zu verfolgen.«
- »Auch wenn ich Angst habe, dass die Erfüllung meines Traums immer in weiter Ferne bleiben wird, entscheide ich mich dafür, alles für seine Verwirklichung zu tun, was in meiner Macht steht und einfach offen zu sein für das, was kommt.«

Setzen Sie Ihr Ziel um

Das schönste Ziel nützt nichts, wenn Sie nicht den nächsten Schritt tun, es zu verwirklichen. Hier bietet sich ein weites Feld für EFT. Lassen Sie sich von Ihrer Begeisterung tragen. Machen Sie sich eine Liste der Dinge, die für die Verwirklichung wichtig sind und klopfen Sie alle negativen Emotionen, wie etwa zu viel, zu schwer, zu teuer, zu kompliziert, zu langsam. Fügen Sie immer einen positiven Entscheidungssatz hinzu, der Ihre Begeisterung und Ihren Willen ausdrückt, Ihr Ziel zu erreichen! Beispiel: »Auch wenn ich voller Zweifel stecke, ob ich mein Ziel erreichen kann, entscheide ich mich dafür, beharrlich daran festzuhalten und mich auf das tolle Gefühl zu konzentrieren, das ich haben werde, wenn ich es erreicht habe.«
Klopfen Sie ruhig auch die logischen und rationalen Gründe, die der Erreichung Ihres Ziels entgegenstehen, denn damit lösen Sie unbewussten Stress auf, der mit diesen Gründen in Zusammenhang steht. Meist beruhen die scheinbar so logischen

Einwände auf negativen Erwartungshaltungen und früheren Erfahrungen sowie auf unbewussten Gefühlen wie der Angst, zu scheitern, es nicht zu schaffen oder in irgendeiner Art überfordert zu sein. Räumen Sie alle Einwände Stück für Stück zur Seite. In der Regel ergeben sich schnell neue Möglichkeiten.
Sind Ihnen schon die ersten Schritte eingefallen, die Sie unternehmen können? Helfen Sie sich selbst auf die Sprünge.

Klopfvorschläge

- »Auch wenn mir noch nicht einfällt, was ich genau tun muss, um mein Ziel zu erreichen, entscheide ich mich dafür, offen zu sein für Impulse und Hinweise, die mir die richtigen Schritte zeigen.«
- »Auch wenn ich völlig blind bin für gute Gelegenheiten oder Impulse, die mir weiterhelfen könnten, ...«
- »Auch wenn ich Angst habe, etwas zu übersehen, was wichtig für mein Ziel sein könnte, ...«

Ernten Sie die Früchte

Zum Ziel gehört auch, die Früchte seines Tuns zu ernten und zu genießen. Viele Menschen rackern sich ab, erreichen ihr Ziel und fallen dann in ein Loch, anstatt sich am Erreichten freuen zu können. Oft liegt der Grund dafür in Erfahrungen aus der Kindheit, als rückhaltlose Freude am Erreichten als Prahlerei und Unbescheidenheit abgestempelt und Zurückhaltung gepredigt wurde. Oder man war begeistert und stolz auf eine besonders gute Leistung (etwa ein Klaviervorspiel in der Musikschule), die von den Eltern jedoch als noch verbesserungswürdig eingestuft wurde. Diese ersten großen Enttäuschungen hinterlassen oft bleibende Spuren, denn sie sind unterschwellig mit jedem künftigen Erfolg verknüpft. Da der Mensch dazu neigt, ein negatives Erlebnis wichtiger zu nehmen als zehn positive, kann manch einer auch spätere Erfolge nur schwer genießen. EFT hilft, diese Altlasten aufzulösen.

Klopfvorschläge

- »Auch wenn es mich so enttäuscht hat, dass sich meine Eltern damals nicht mit mir freuen konnten, bin ich eine tolle, erfolgreiche Frau.«
- »Auch wenn ich das Gefühl habe, ich kann mich anstrengen, wie ich will, und bekomme dennoch nie wirklich Anerkennung, bin ich ein guter, starker Mann.«
- »Auch wenn ich Angst habe, mich an meinem Erfolg zu freuen, weil dann nur wieder dumme Bemerkungen kommen, bin ich okay so wie ich bin.«
- »Auch wenn es mir schon gar keinen Spaß mehr macht, Erfolg zu haben, weil ich ihn doch nicht genießen kann, ...«

Sportliche Leistungen steigern

Wenn Sie Ihr Golf-Handicap, Ihre Rückhand beim Tennis oder andere sportliche Leistungen verbessern möchten, haben Sie mit EFT eine sehr effektive Möglichkeit. Denn der Erfolg beginnt im Kopf: Das heißt, Sie müssen an ihn glauben! Der perfekte Golf- oder Tennisschläger ist letztlich zweitrangig und die richtige Technik eine Frage der Übung.
Der wirkliche Erfolg kommt aus dem Bewusstsein und der Erfahrung des Könnens, dem Loslassen von Zweifeln und der Orientierung auf das Ziel. Immer wieder ist zu beobachten, dass Sportler in der Aufwärmphase und im Vorlauf hervorragende Ergebnisse erzielen. Beim eigentlichen Wettkampf ist der Stress dann so groß, dass schon der geringste Selbstzweifel zu einer schlechteren Leistung führt. Da sind wir wieder bei den einschränkenden Glaubenssätzen, Vorschriften und Überzeugungen. Oft sind sie uns gar nicht bewusst, doch im entscheidenden Moment bremsen sie uns. Es kann sogar passieren, dass selbst positive Gedanken zur entsprechenden Zeit störend wirken, weil sie den Körper von seinen automatischen Bewegungsabläufen ablenken. Das beste Mittel ist hier, erst einmal *alle* Gedanken wegzuklopfen, damit Ihr automatisches Steuerungssystem auch ungestört arbeiten kann. Sie werden feststellen, dass Sie viel kreativer und leistungsfähiger sind, wenn Ihr Kopf nicht immer »dazwischenfunkt«. Das wiederum setzt eine positive Spirale von Erfolg und verstärktem Vertrauen in sich selbst in Gang.

Lassen Sie keine Selbstsabotage zu

Ein Beispiel: Sie bemühen sich, einen Schlag beim Golf möglichst richtig auszuführen. Im Hintergrund haben Sie den Satz »Das lernst du nie!« von früher im Ohr. Prompt fehlt genau das Quäntchen Kraft, Energie und Gelassenheit, um den »richtigen Dreh« zu finden.
Wir haben mit vielen Sportlern gesprochen, und immer wieder kamen die gleichen Themen auf den Tisch: Wut auf das eigene Versagen, Unzufriedenheit mit der Leistung, starke Zweifel, die eigene Leistung trotz eifrigem Üben verbessern zu können, unterschwellige Resignation – die perfekte Selbstsabotage! Sie verursacht Stress und Verspannungen. Zu viel Stress stört den Energiefluss und damit das optimale Zusammenspiel der Muskeln. (Wenn Sie sich an diesen physischen Vorgang nicht mehr erinnern, können Sie auf Seite 14 nachlesen.) Schon sind Sie in der Abwärtsspirale der Erfüllung negativer Erwartungen und Emotionen – und prompt sinkt die Leistung. EFT ist ein effektives Mittel dagegen.

Klopfvorschläge

- »Auch wenn ich wütend auf mich bin, weil ich immer versage, wenn es um etwas geht, akzeptiere ich mich vollkommen so wie ich bin.«
- »Auch wenn ich mit meiner Leistung völlig unzufrieden bin, akzeptiere ich mich so wie ich bin.«
- »Auch wenn ich an mir selber zweifle, ob ich gut genug bin, ...«
- »Auch wenn mein Körper mich in den entscheidenden Momenten im Stich lässt, ...«
- »Auch wenn es mich wütend macht, dass ich die Koordination einfach nicht hinkriege, ...«

Überprüfen Sie Ihre Leistungsfähigkeit

Wenn Sie Ihre sportliche Übung absolvieren, spüren Sie genau hin, wo es hakt. In welchem Moment zeigen sich Unsicherheiten, Verzögerungen oder Abweichungen im Bewegungsablauf? Wo und wann wird Ihre Konzentration unterbrochen? Wie steht es mit Ihrer Kraft und Ausdauer? Wie ist Ihre mentale Haltung? Sind Sie optimistisch, zuversichtlich und motiviert? Was macht der Leistungsdruck mit Ihnen? Was irritiert oder lenkt Sie während des sportlichen Wettkampfs am ehesten ab? Woran erinnern Sie der Wettbewerb oder die Umstände? Was denkt Ihr Trainer, dass Sie leisten könnten? Wer ist besser als Sie und warum? Welchen Teil Ihres Sports mögen Sie überhaupt nicht? Was ist das beste Ergebnis, das Sie sich selbst zutrauen? Was würde passieren, wenn Sie ein weitaus besseres Ergebnis erzielen würden?

Klopfvorschläge

- »Auch wenn es mich wütend macht, dass mir dieser Fehler immer an der gleichen Stelle passiert, ...«
- »Auch wenn ich innerlich eine Sperre habe, wenn ich daran denke, meine volle Kraft einzusetzen, ...«
- »Auch wenn ich seit dem Bänderriss Angst habe, diese Bewegung zu machen, ...«
- »Auch wenn ich unsicher bin, ob ich diese Leistung überhaupt bringen werde, ...«
- »Auch wenn es mich hilflos und wütend macht, dass ich im entscheidenden Moment immer versage, ...«

Der Film über den Erfolg

Stellen Sie sich nun den genauen Ablauf Ihres Erfolges mit allen Details vor: wie Sie das Ergebnis Ihrer kühnsten Träume erzielen, wie alles einfach stimmt und Sie über sich selbst hinauswachsen. Klopfen Sie dabei und spüren Sie genau hin, was der Film über Ihren Erfolg in Ihnen hervorruft. Achten Sie besonders auf die Stellen, wo sich der Film verzögert, wo er unscharf oder unwirklich wird, wo Zweifel oder Abwehr aufkommen. Klopfen Sie den Film so lange, bis er Ihnen real und greifbar erscheint. Damit kommen Sie Ihrem Ziel Schritt für Schritt näher.

Klopfvorschläge

- »Auch wenn ich mir eine bessere Leistung als meine derzeitige wünsche, aber sie mir überhaupt nicht vorstellen kann, ...«
- »Auch wenn ich tief in mir daran zweifle, dass ich dieses Traumergebnis jemals erreichen werde, ...«
- »Auch wenn ich eine unbewusste Angst davor habe, besser zu sein als XY, ...«
- »Auch wenn ich Angst habe, mich vor allen lächerlich zu machen, weil ich versage, ...«
- »Auch wenn ich Angst habe, zusätzlichen Anforderungen nicht gewachsen zu sein, wenn ich bessere Leistungen bringe, ...«
- »Auch wenn ich so unter Druck stehe, ...«

Süchte und Abhängigkeiten

Süchte sind weit verbreitet. Angefangen bei stoffgebundenen Süchten nach Zigaretten, Alkohol, Süßigkeiten, Medikamenten, Marihuana, Haschisch, Ecstasy und anderen Drogen bis hin zu Süchten wie Kaufrausch, Sexrausch, Spielsucht oder Arbeitssucht (dafür wurde ja sogar der Begriff »Workaholic« kreiert).

Für Süchte gibt es zwei hauptsächliche Auslöser: Entweder sollen sie die Flucht vor unangenehmen Gefühlen ermöglichen oder sie sollen ein verflossenes Glücksmoment zurückbringen. Obwohl auch der Süchtige genau weiß, dass er im Suchtverhalten nur eine kurzzeitige Befriedigung finden kann, wird er so lange zur »Droge« greifen, wie er nicht wirklich den eisernen Willen hat, sich von seiner Sucht zu lösen. Wenn die Wirkung nachlässt, wird er sich eben die nächste Zigarette anstecken, ein weiteres Glas Alkohol trinken oder noch eine »allerletzte« Runde zocken. Genau das macht ja eine Sucht aus – nicht aufhören zu können und dem vermeintlichen Glücksmoment immer wieder gierig hinterherzujagen.

Wer seine Sucht durchbrechen will, muss sich daher als Erstes eingestehen, dass er süchtig ist. Und zweitens muss er bereit sein, zu ergründen, was er durch die Sucht vermeiden, erreichen oder immer wieder inszenieren will.

Im Allgemeinen ist es in solchen Fällen ratsam, sich Unterstützung durch einen EFT-Profi zu holen, da Süchte und Abhängigkeiten sehr komplex sein können. Süchtige haben beispielsweise sehr häufig das Gefühl, einer für sie wichtigen Sache unfreiwillig beraubt zu werden, etwas loslassen zu müssen, das sie gar nicht loslassen wollen. Auch wenn der

Verstand deutlich sagt »lass es!«, sind die Emotionen einfach viel zu stark.
Erst nachdem die ursprünglichen Motivationen aufgedeckt und aufgelöst wurden, entbehrt die Sucht ihrer Grundlage. Häufig kann nur mit viel Ausdauer und Geduld – und manchmal auch erst mit detektivischem Spürsinn – der Auslöser, also der eigentliche emotionale Knoten, entdeckt und gelöst werden.

Das Verlangen auflösen

Wenn Sie eine Sucht bearbeiten wollen, fangen Sie mit dem akuten Bedürfnis an. Da das Verlangen nach Süßigkeiten wie Schokolade und das Verlangen nach Zigaretten sich sehr ähnlich sind, können Sie das nachfolgend beschriebene Verfahren auf beides anwenden.

INFO

EIN VERBLÜFFENDE AUSSAGE

Ein junger Mann sagte uns einmal, er wolle deshalb nicht mit dem Rauchen aufhören, weil das in seiner Erinnerung die einzige Möglichkeit war, von seinem Vater als Mann und demzufolge als gleichwertig anerkannt zu werden. Dieses wunderbare Gefühl wolle er einfach nicht loslassen.

Legen Sie als Erstes das Objekt Ihrer Begierde vor sich auf den Tisch. Klopfen Sie alle Gefühle, die jetzt in Ihnen aufsteigen, möglichst auf null. Dann gehen Sie dichter an Ihr Suchtobjekt heran. Riechen Sie daran und stellen Sie sich lebhaft vor, wie Sie es gleich genießen werden. Und dabei klopfen Sie, ruhig auch die positiven oder ambivalenten Gefühle! Die Pingpong-Technik (Seite 50) ist eine sehr gute Hilfe, um einerseits das Verlangen und andererseits den Wunsch nach dem Abbau der Sucht emotional zu neutralisieren.
Der nächste Schritt besteht bei einer Süßigkeit darin, ein kleines Stückchen abzubeißen und es zu schmecken. An der Zigarette können Sie erneut riechen. (Vielleicht werden Sie sich jetzt wie ein Masochist fühlen.) Wenn es immer noch Verlangen hervorruft, klopfen Sie weiter, bis es auf null ist. Stellen Sie sich alle Situationen vor, in denen Sie dieses Verlangen haben, und klopfen Sie alle Gefühle, die in Ihnen hochsteigen.

Klopfvorschläge

- »Auch wenn ich jetzt dieses unbändige Verlangen nach … habe, …«
- »Auch wenn ich diese Gier in mir spüre, …«
- »Auch wenn ich diesem Verlangen einfach nicht widerstehen kann, obwohl ich mich hinterher jedes Mal darüber ärgere, …«

- »Auch wenn ich Angst davor habe, dass ich mich schlecht fühle, wenn ich das nicht mehr habe, …«
- »Auch wenn ich glaube, dass ich diese Sucht nach … nie aufgeben kann, …«
- »Auch wenn ich mir nicht vorstellen kann, ohne … zu leben, …«
- »Auch wenn es in mir so ein Gefühl von Geborgenheit hervorruft, wenn ich meiner Sucht fröne, …«
- »Auch wenn ein Teil von mir diese Sucht gar nicht aufgeben will, …«

Geschafft! – als Anreiz

Ganz wichtig ist es, als Anreiz ein wirklich positives und für Sie erstrebenswertes Ziel zu entwickeln und es immer wieder in das Zentrum Ihrer Aufmerksamkeit zu stellen: wie schön es ist, endlich von Ihrer Sucht befreit zu sein, wie gut es sich anfühlt, ohne Zwang zu leben, wie befreit Sie sich fühlen, wenn diese Sucht Ihren Tagesablauf nicht mehr bestimmt. Suchen Sie bewusst nach Alternativen, die Sie mit Freude und Befriedigung erfüllen. Stellen Sie sich diese Alternativen in den schönsten Farben vor und »baden« Sie immer wieder in den positiven Gefühlen, die diese Gedanken in Ihnen hervorrufen. Besonders für kritische Situationen sollten Sie alternative Strategien entwerfen, beispielsweise für die Zigarette zum Kaffee oder für den abendlichen Knabberanfall vor dem Fernseher. Eine Möglichkeit könnte sein, sich einen interessanten und erfüllenden Urlaub oder andere positive und anregende Szenen vorzustellen, die Sie gerne erleben möchten. Statt an der Frühstückszigarette zu ziehen, lassen Sie einen kleinen Zukunftsfilm vor Ihren Augen ablaufen. Nehmen Sie dabei Ihre Körperempfindungen besonders deutlich wahr, die mit diesen positiven Vorstellungen verbunden sind.

Klopfvorschläge

- »Auch wenn ich noch immer dieses Verlangen nach … habe, entscheide ich mich für das positive Gefühl, das ich habe, wenn ich frei von diesem Verlangen bin.«
- »Auch wenn mich immer noch diese Gier nach … plagt, entscheide ich mich dafür, mich auch ohne … super entspannt und glücklich zu fühlen.«
- »Auch wenn es mir immer noch schwer fällt, ganz von diesem Zeug zu lassen, entscheide ich mich dafür, mich ganz einfach schöneren (oder gesünderen) Dingen zuzuwenden.«
- »Auch wenn ein Teil in mir immer noch das Verlangen nach … hat, entscheide ich mich, diesem Teil jetzt zu zeigen, dass ich mich »suchtfrei« wesentlich besser fühle.«
- »Auch wenn ich dem Glücksgefühl, das ich nach … hatte, noch manchmal nachtrauere, entscheide ich mich dafür, künftig darauf zu verzichten.«

Vor Publikum frei sprechen lernen

Obwohl es immer üblicher wird, erarbeitete Themen auch selbst zu präsentieren, fällt es vielen Menschen schwer, vor größerem Publikum zu sprechen. Für manche ist es ein harter Lernprozess, souverän im »Rampenlicht« zu stehen. Nicht von ungefähr werden zahlreiche weit überteuerte Kurse angeboten (und in Anspruch genommen!), um diese Fähigkeit zu erlernen oder auszubauen. Mit EFT können Sie dieses Problem einfach wegklopfen.

> Die Angst vor dem Rednerpult muss Sie nicht Ihr Leben lang begleiten.

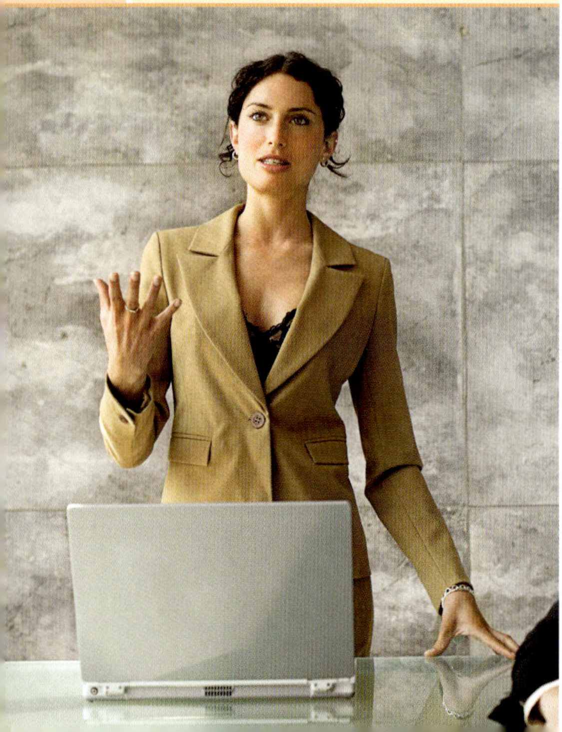

Kind, halt den Mund!

Meistens beruht die Hemmung, frei zu sprechen, auf negativen Erfahrungen aus der Kindheit und der Jugend. Wer kennt diese Botschaften nicht: Kinder haben zu schweigen, wenn Erwachsene reden! Davon verstehst du noch nichts! Halt den Mund! Red nicht so dummes Zeug! Reden ist Silber, Schweigen ist Gold!
Vielleicht hat ein Vater seinem Kind jahrelang gesagt, dass es den Mund zu halten hat. Dann wird die Oma 70, und das Kind soll ein Gedicht vortragen. Es lernt auch fleißig, weil es der Oma eine besondere Freude machen möchte. Auf dem Geburtstagsfest trägt es die erste Strophe vor, blickt dann plötzlich zu seinem Vater und stockt. Es kann die letzten Zeilen nicht mehr aufsagen, weil in diesem Moment das Verbot des Vaters und die Angst vor Strafe größer ist, als die Erlaubnis, in diesem Moment vor den Gästen zu reden. Die Situation verschärft sich durch die Schuldgefühle, die Oma enttäuscht zu haben. Ein solches Kind wird sich in Zukunft davor hüten, noch einmal freiwillig in eine ähnliche Situation zu geraten. Denn diese negativen Gefühle möchte es kein weiteres Mal empfinden müssen. Wenn Sie mit EFT die Angst vor der Situation und die negativen Gefühle auflösen, ist der Weg für neue positive Erfahrungen frei. Das Klient-Therapeut-Gespräch ab Seite 115 wird Sie überzeugen.

FREI VON ANGST AM REDNERPULT

Eine junge Frau, nennen wir sie Marlies, ist in einem Konzern tätig, in dem das Halten von Referaten und Vorträgen zum Job gehört. Da sie Angst hatte, vor größerem Publikum frei zu sprechen, überstand sie diese Herausforderungen nur mit starken Beruhigungsmitteln und suchte deshalb einen Ausweg. Hier ein Auszug aus der Sitzung, die Gabriele mit ihr machte. Gabriele hat sich in diesem Fall für die Kombination der Erzähl- (Seite 45) und der Filmtechnik (Seite 46) entschieden.

Was löst der Gedanke in dir aus, morgen wieder einen Vortrag halten zu müssen?
Ich bekomme keine Luft, es schnürt mir den Hals zu.

Welche Emotion steckt dahinter?
Ich habe Angst, ich fange an zu stottern.

Wie stark ist der Stress auf der Stress-Skala von null bis zehn, den dieser Gedanke in dir auslöst?
Eine Neun.

Dann lass uns klopfen.
Am Handkantenpunkt: »Auch wenn ich diese Angst habe, ich fange an zu stottern ...«
Auch wenn ich diese Angst habe, ich fange an zu stottern ...

... bin ich okay so wie ich bin.
... bin ich okay so wie ich bin.

Auch wenn ich diese Riesenangst habe, ich fange an zu stottern ...
Auch wenn ich diese Riesenangst habe, ich fange an zu stottern ...

... wenn ich vor all den Leuten stehe
... wenn ich vor all den Leuten stehe

... bin ich eine tolle und gesunde Frau
... bin ich eine tolle ... (Sie stockt.) Das fällt mir schwer zu sagen. Wie kann ich toll sein, wenn ich diese Macke habe?

Sag es einfach probehalber. Die Macke hast du ja nicht mehr lange!
... bin ich eine tolle und gesunde Frau.

Und noch ein drittes Mal: Auch wenn ich diese furchtbare Angst habe, keine Luft zu bekommen, wenn ich vor all den Leuten stehe ...
Auch wenn ich diese furchtbare Angst habe, keine Luft zu bekommen, wenn ich vor all den Leuten stehe ...

... bin ich eine tolle, gesunde und starke Frau! Ausatmen!
(Mit Nachdruck!) ... bin ich eine tolle, gesunde und starke Frau!

AI, der erste Punkt: Diese furchtbare Angst ...
Diese furchtbare Angst ...

AA: ... ist ein dickes Problem für mich!
... ist ein dickes Problem für mich.

MA: Ich kriege schon Panik, wenn ich daran denke, dass ich morgen wieder vor den Leuten stehen muss.
Ich kriege schon Panik, wenn ich daran denke, dass ich morgen wieder vor den Leuten stehen muss.

UN: Ich habe Angst, ich kriege keine Luft!
Ich habe Angst, ich kriege keine Luft.

Es schnürt mir den Hals zu
Es schnürt mir den Hals zu.

KG: Ich fange an zu stottern.
Ich fange an zu stottern.

SB: Ich verliere den Faden.
Ich verliere den Faden. (Atmet tief aus.)

UA: Ich blamiere mich bis auf die Knochen!
Ich blamiere mich bis auf die Knochen! Genau, das ist mein Gefühl!

Noch mal Handkante:
Ich blamiere mich bis auf die Knochen!
Ich blamiere mich bis auf die Knochen!

AK: Und das ist ein Problem für mich! Ausatmen!
Und das ist ein Problem für mich. (Atmet tief aus.)

Wie fühlt sich das jetzt an, wenn du daran denkst, du stehst morgen vor all den vielen Leuten und musst einen Vortrag halten?
Hmm. Leichter.

Wie viel ist das noch auf der Stress-Skala?
Ungefähr eine Drei.

Welches Gefühl steht jetzt im Vordergrund?
Die Angst, mich zu blamieren.

Erinnert dich diese Angst an eine Situation, die du als Kind erlebt hast?
Hmm. Ich schäme mich das zu sagen.

Ich muss nur wissen, welches Gefühl es in dir auslöst.
Ich bin vor Scham im Boden versunken, weil ich mich so verheddert habe. Alle haben mich deshalb ausgelacht, inklusive Lehrer.

Okay. Dann stell dir vor, diese Geschichte wäre ein kleiner Film von maximal zwei Minuten Länge. Welchen Titel würdest du diesem Film geben?
»Die Schnecke.«

Gut. Dann lass uns klopfen.
Auch wenn mir dieser Film »Die Schnecke« heute immer noch Probleme bereitet, bin ich eine tolle Frau! Ausatmen!
Auch wenn mir dieser Film »Die Schnecke« heute immer noch Probleme bereitet, bin ich eine tolle Frau!

Da gibt es diesen Film »Die Schnecke« ...
Da gibt es diesen Film »Die Schnecke« ...

Dieser Film macht mir Probleme ...
Dieser Film macht mir Probleme ...

Ich könnte vor Scham im Boden versinken, wenn ich an diesen Film denke ...
Ich könnte vor Scham im Boden versinken, wenn ich an diesen Film denke ...

Da ist noch sehr viel Stress drauf ...
Da ist noch sehr viel Stress drauf ...

... der mich heute noch hemmt ...
... der mich heute noch hemmt ...

... obwohl es längst alte Kamellen sind.
... obwohl es längst alte Kamellen sind.

Dieser alte Film von damals ...
Dieser alte Film von damals ...

... spult sich heute immer noch ab, obwohl er längst in den Abfall gehört.
... spult sich heute immer noch ab, obwohl er längst in den Abfall gehört.
Genau! Das fühlt sich gut an!

Dieser Film ist Vergangenheit ...
Dieser Film ist Vergangenheit ...

... ich brauche mich heute nicht mehr zu schämen.
... ich brauche mich heute nicht mehr zu schämen!

Ich bin eine gesunde, kompetente und souveräne Frau! Ausatmen!
(Mit Nachdruck!) Ich bin eine gesunde, kompetente und souveräne Frau!

Klasse! Das kribbelt auf einmal überall!
Ja. Da kommt die Energie wieder ins Fließen. Und jetzt lass noch mal den ganzen Film »Die Schnecke« von vorn laufen. Was löst das noch in dir aus?
Das macht gar nichts mehr. Es ist so, als würde ich sagen: Ich geh mir jetzt die Zähne putzen.

Prima. Dann stell dir vor, du stehst morgen vor dem versammelten Auditorium, dein Chef ist extra gekommen, weil viel von deinem Vortrag abhängt. Wie geht es dir jetzt?
Sehr gut! Ich bin ein bisschen aufgeregt, aber eher freudig, weil ich viele tolle Ideen habe, die sich vermutlich verwirklichen lassen! Danke! Das fühlt sich richtig gut an! (Sie strahlt.)

Marlies hat sich einige Zeit später wieder gemeldet, voller Begeisterung. Vorträge zu halten macht ihr nichts mehr aus Und inzwischen hat sie mit EFT noch einige andere Blockaden aufgelöst. Darüber ist sie sehr glücklich.

Der Palast der Möglichkeiten

Stellen Sie sich folgendes Bild vor: Jeder Mensch lebt in einem riesigen Palast der Möglichkeiten. Dieser Palast hat unendlich viele Räume, die alle unterschiedlich gestaltet sind und völlig unterschiedliche Möglichkeiten bieten. Die meisten Menschen beschränken sich ihr Leben lang allerdings auf einige wenige Räume, in denen sie sich sicher fühlen – was nicht immer gleich bedeutend ist mit sich wohl oder geborgen fühlen. Wie Sie Ihren Palast der Möglichkeiten etwas genauer erkunden, neue Räume entdecken und sie gestalten können, schildern wir in diesem Abschnitt.

Die Schriften an den Wänden

Unser Leben wird von unseren Glaubenssätzen geprägt und von dem, was an unseren inneren Wänden geschrieben steht. Jede Sekunde vergleichen wir diese Schriften mit dem, was wir erfahren, und richten unser Handeln danach aus, bewusst oder unbewusst. Diese Schriften bestimmen auch, ob und wie wir neue Räume in unserem Palast der Möglichkeiten betreten, ob wir sie bewohnen und uns darin heimisch fühlen wollen oder ob wir uns nur flüchtig umschauen, um uns anschließend wieder in unser gewohntes Kämmerchen zurückzuziehen.

In der Kindheit beschreiben andere Menschen unsere inneren Wände mit Glaubenssätzen und Vorschriften aller Art: unsere Eltern, Geschwister, Großeltern, Lehrer, Mitschüler, Freunde, kurz alle, zu denen wir irgendeine Beziehung haben. Sie schreiben Dinge wie »Pass auf, wenn du über die Straße gehst«, »Kinder soll man nicht hören, nur sehen«, »Streng dich an, wenn du etwas werden willst«, »Fass nicht auf die heiße Herdplatte«, »Du bist dafür noch zu klein«, »Buben weinen nicht«, »Du bist ja nur ein Mädchen«, »Im Leben wird dir nichts geschenkt«. Diese Botschaften sollen uns ein Leben lang schützen, lenken und zu dem formen, was den Schriften und Vorstellungen der Menschen um uns herum entspricht. Das ist hilfreich und einschränkend zugleich.

Überprüfen Sie den Sinn der Schriften

Einige dieser Schriften sind sehr nützlich, weil sie uns ersparen, die immer wiederkehrenden Abläufe jeweils neu überprüfen zu müssen – wir sollten eben nicht, ohne nach rechts und links zu schauen, über die Straße gehen. Andere Schriften sind nur eine Zeit lang oder für ein bestimmtes Alter nützlich: »Treppen muss man nicht unbedingt brüllend hinauf- und hinuntertrampeln.« Wieder andere hatten unsere Eltern und Großeltern bereits an ihren Wänden stehen und an uns weitergegeben, ohne zu prüfen, ob diese Vorschriften auch für uns noch Sinn machen. Viele Schriften stammen aus modernen Medien oder aus Büchern, sind nonverbale Botschaften und Interpretationen von Botschaften, Aussagen oder Bildern. Es ist wichtig, alle Schriften an unseren Wänden zu überprüfen und sie entweder zu löschen oder zu überschreiben. Sätze wie »Du kannst das nicht«, »Das macht man in unserer Familie nicht«, »Reiche sind korrupt« stehen Sätzen gegenüber wie »Du schaffst das schon«, »Setz dich durch!«, »Du kannst, wenn du willst«, »Du hast ein Händchen dafür«. Das kann zu inneren Konflikten führen, je nachdem, welche Schriften deutlicher und in der Überzahl sind.

Klopfvorschläge

- »Auch wenn ein Teil in mir sagt, das kannst du doch nicht und ein anderer Teil sagt, das schaffst du schon, …«
- »Auch wenn ich Angst habe, etwas falsch zu machen, weil der eine das sagt und der andere das, …«
- »Auch wenn ich so viele widersprüchliche Botschaften bekommen habe, die mich völlig verwirren, …«
- »Auch wenn es mich völlig verunsichert, weil es so verschiedene Stimmen in meinem Kopf gibt, …«

Alte Schriften überschreiben

Die meisten Schriften sind mit negativen Emotionen behaftet, weil sie Einschränkungen, Abwertungen oder Verbote bein-

> Öffnen Sie in Ihrem Palast der Möglichkeiten jede Tür! Hinter jeder einzelnen warten neue, ungeahnte Möglichkeiten auf Sie.

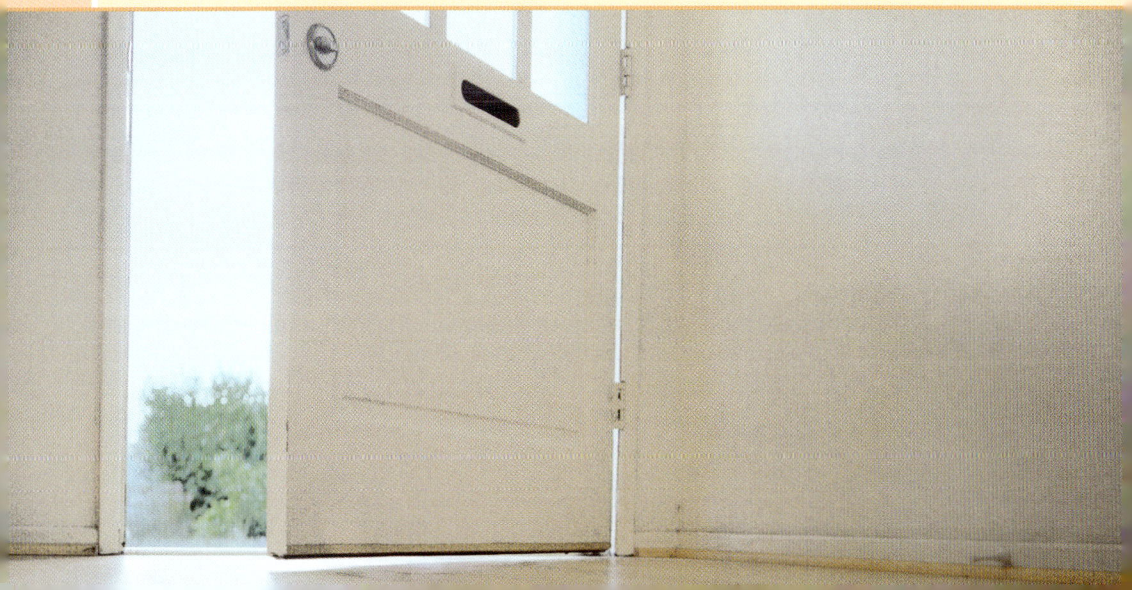

halten. Dazu kommen die Ängste hinsichtlich der Folgen, wenn wir die Gebote nicht beachten. Deshalb müssen wir die Schriften an unseren Wänden durch neue, passendere ersetzen. Gehen Sie ähnlich wie beim persönlichen Friedensprozess (Seite 69) vor. Schreiben Sie alles auf, was an Ihren Wänden steht, alles, was Sie von Ihren Eltern, Ihrer Familie, Ihren Lehrern und Freunden im Laufe der Jahre mitbekommen haben. Klopfen Sie danach jeden einzelnen Satz buchstäblich ab, egal ob er Ihnen noch gerechtfertigt erscheint oder ob er eine Einschränkung, eine Bremse, eine Hemmung beinhaltet.

Klopfvorschläge

- »Auch wenn meine Eltern mir gesagt haben, ich könne nicht singen, bin ich okay/entscheide ich mich dafür, mit Freude zu singen, wann und wie es mir gut tut.«
- »Auch wenn meine Mutter immer gesagt hat, dass ich als Frau zurückhaltend sein muss, bin ich okay wenn ich zeige, was in mir steckt.«
- »Auch wenn mein Vater immer zu mir gesagt hat, »Junge, du musst dich anstrengen, sonst wird aus dir nichts«, bin ich ein guter und starker Mann/entscheide ich mich dafür, meine Arbeit locker und mit Vergnügen zu erledigen.«
- »Auch wenn ich nicht glaube, dass ich als Frau wirklich mächtig und erfolgreich sein kann, akzeptiere ich mich völlig wie ich bin/entscheide ich mich dafür, mit Freude und Überzeugung Macht und Erfolg anzustreben.«
- »Auch wenn ich nicht wirklich reich sein will, weil ich Angst habe, dann korrupt und überheblich zu werden, bin ich vollkommen okay so wie ich bin.«

Neue Schriften finden

Neue Schriften lassen sich vor allem mit positiven Entscheidungssätzen installieren. Achten Sie bei der Formulierung Ihrer Aussagen darauf, ob sich leise oder gar laute »Ja-aber« oder sonstige Einwände einschleichen. Überprüfen Sie diese Einwände, die vielleicht einmal eine Berechtigung, eine Schutz- oder Warnfunktion hatten. Möglicherweise wenden Sie nun ein, das sei doch ein rein mentaler Prozess. Ist es aber nicht! Hinter all diesen Sätzen stecken Emotionen, die sich mit EFT bearbeiten lassen. Sind die Ängste und Befürchtungen einmal aufgelöst, werden viele einschränkende Glaubenssätze an Ihren Wänden schlicht lächerlich, und Sie können sie gegen positive, anfeuernde Sätze austauschen.

Öffnen Sie sich Türen

Erfolgreiche Menschen haben übrigens wesentlich mehr unterstützende und positive Glaubensätze an ihren Wänden stehen als jene, die immer wieder gegen vermeintliche Hindernisse anrennen, die letztendlich den Schriften an ihren Wänden entsprechen. Überlegen Sie sich: Welche neuen Schriften möchten Sie an Ihren Wänden stehen haben? Was hindert Sie, diese neuen Schriften an Ihre Wände zu schreiben? Welche neuen Räume möchten Sie gerne in Ihrem Palast der Möglichkeiten betreten? Welche neuen Räume würden Ihren absolut kühnsten Träumen entsprechen? Welche Räume würden Sie gern betreten, von denen Sie glauben, sie seien besetzt von anderen, die schöner, erfolgreicher, schlanker, durchsetzungsstärker sind als Sie? Welche Räume würden Sie locken, wenn nicht irgend jemand an Ihren Wänden hinterlassen hätte, dass es gefährlich, schlecht, unpassend, verderblich ist, dort hineinzugehen? Welche Türen wurden von irgend jemandem für Sie als absolut tabu markiert?

Klopfvorschläge

- »Auch wenn ich mich unsicher fühle, wenn ich daran denke, ich könnte so erfolgreich sein wie XY, …«
- »Auch wenn ich mich zu unscheinbar fühle, um wirklich attraktiv für manche Leute zu sein, …«
- »Auch wenn ich befürchte, dass mein Chef meine Fähigkeiten noch gar nicht erkannt hat, …«
- »Auch wenn ich mir niemals vorstellen kann, tatsächlich der Sprecher des Teams zu werden, …«
- »Auch wenn das völliger Unfug ist, überhaupt an ein Studium zu denken, weil in meiner Familie noch nie jemand studiert hat, …«
- »Auch wenn ich mir nicht vorstellen kann, dass sich mein Traum jemals erfüllt, entscheide ich mich, für alle Hinweise und Möglichkeiten offen zu sein, die mich in Richtung Erfüllung bringen könnten.«
- »Auch wenn ich finanziell einen Spagat machen muss, um diese Fortbildung selbst zu finanzieren, …«

Neue Räume öffnen

Folgendes möchten wir Ihnen mit Leuchtstift und in Großbuchstaben an Ihre Wände schreiben: Nichts, was dort steht oder geschrieben wird, ist für alle Ewigkeit in Stein gehauen, und nichts muss unverändert bis ans Ende Ihres Lebens dort stehen! Mit EFT können Sie Schritt für Schritt alle Ihre Schriften überprüfen, abändern, überschreiben oder neu schreiben. Wenden Sie EFT bei allen Dingen an, die Sie belasten, die Sie loslassen oder ändern möchten, ob emotional, physisch oder mental. Und bleiben Sie am Ball, es lohnt sich!
Sie haben mit EFT einen Generalschlüssel für alle Türen in Händen. Nun liegt es an Ihnen, neue Räume in Ihrem Palast der Möglichkeiten zu öffnen. Wir wünschen Ihnen dabei viel Erfolg!

Bücher, die weiterhelfen

› **Benesch, Horst:** *Gesunde Kinder mit EFT. Mit Klopfakupressur emotionale und körperliche Probleme lösen.* Kösel

› **Blome, Dr. med. Götz:** *Heile dein Kind an Körper und Seele.* VAK Verlag, Kirchzarten

› **Craig, Gary:** *The EFT Manual. Das Handbuch zu EFT.* Download in deutscher Sprache, oder zu bestellen zum Selbstkostenpreis unter www.eft-info.com

› **Craig, Gary; Feinstein, David; Eden, Donna:** *The Promise of Energy Psychology.* Tarcher/Penguin (nur in englischer Sprache)

› **Hartmann, Silvia:** *Advanced Pattern in EFT.* Selbstverlag (nur in englischer Sprache)

› **Hartmann, Silvia:** *Adventures in EFT.* Selbstverlag (nur in englischer Sprache)

› **Moore-Hafter, Betty:** *Entdecken Sie Ihre erstaunlichen Fähigkeiten mit EFT.* EFT-Edition

› **Rother, Gabriele:** *Kreatives EFT – Wege zur emotionalen Befreiung.* EFT-Edition

Bücher aus dem GRÄFE UND UNZER VERLAG

› **Fintelmann, Prof. Dr. med. Volker; Ullmann, Dr. Marcela:** *Warnsignale des Körpers*

› **Jänicke, Christof; Grünwald, Dr. Jörg:** *Alternativ heilen*

› **Kessler, Nicola; Kührt, Christiane:** *Jin Shin Jyutsu. Schnelle Selbsthilfe durch sanfte Berührung*

› **Koneberg, Ludwig; Förder, Gabriele:** *Kinesiologie für Kinder*

› **Langen, Prof. Dr. med. Dietrich:** *Autogenes Training*

› **Lesch, Matthias; Förder, Gabriele:** *Kinesiologie. Aus dem Stress in die Balance*

› **Li, Christine:** *Chinesische Medizin für den Alltag*

› **Mannschatz, Marie:** *Meditation. Mehr Klarheit und innere Ruhe*

› **Wagner, Dr. Franz:** *Akupressur. Heilung auf den Punkt gebracht*

Adressen und Links, die weiterhelfen

› **D.A.CH. Fachverband für EFT-TrainerInnen und -AnwenderInnen**
Kaiserstraße 237
51331 Bonn
www.eft-dach.org

› **Robert und Gabriele Rother**
Postfach 50 20 25
50980 Köln
Telefon 0221/935 91 94 oder 0178/137 70 55
eft-info@netcologne.de
eft@freenet.de

› **www.eft-edition.com**
Viele Buchangebote über EFT im Direktversand.

› **www.eft-forum.de**
Das deutschsprachige EFT-Forum von Robert Rother, in dem sich interessierte Laien und Fachanwender engagiert und rege über die neusten Entwicklungen und Erfahrungen mit EFT austauschen. Zwei Millionen Klicks in knapp zwei Jahren sprechen für sich!

› **www.eft-info.com**
Die deutsche Referenzseite von Robert Rother zur EFT-Seite von Gary Craig.
Viele interessante Artikel von emofree.com in deutscher Übersetzung. Hier finden Sie (fast) alles, was Sie über EFT wissen müssen, inklusive einem umfangreichen Verzeichnis von professionellen EFT-Anwendern.

› **www.eft-seminare.info**
Die Informationsseite über EFT-Seminare und EFT-Ausbildung von Robert und Gabriele Rother. Mit ausführlichen Beschreibungen der einzelnen Seminarangebote und aktuellen Daten zu den Seminaren.

› **www.emofree.com**
Die umfangreichste Website über EFT von Gary Craig, in englischer Sprache. Eine wahre Fundgrube mit Berichten aus aller Welt!

› **www.monvie.at**
Online-Versand von leitfähigen Cremes, die auch einen durch Narben erschwerten Energiefluss im Körper erleichtern.

› **www.erfolg-durch-eft.info**
Die Website von Gabriele Rother über EFT aus ihrer Praxiserfahrung. Hier finden Sie neben vielen Fallbeispielen weitere interessante Informationen über spezielle Themen und Gebiete, in denen Sie EFT einsetzen können.
Wenn Sie die Autoren persönlich erreichen wollen, weil Sie Fragen haben, ein Seminar besuchen oder eine EFT-Ausbildung machen möchten, können Sie eine E-Mail schicken oder anrufen (linke Spalte).

Dank

Wir danken Gary Craig für seine persönliche Freundschaft und Unterstützung, seine Geduld und Großzügigkeit und seine Liebe, mit der er der Menschheit dieses wunderbare Geschenk EFT gemacht hat.
Ebenso danken wir all jenen Menschen, die sich täglich mit der Bitte um Hilfe an uns wenden und uns mit ihren Erfolgen stets aufs Neue Gelegenheit geben, uns über ein so wirkungsvolles Werkzeug zur Selbsthilfe zu freuen. Ihre Dankbarkeit spornt uns an, diese Technik mit Kreativität und Begeisterung an möglichst viele Menschen weiterzugeben.

Sachregister

Impressum

Wichtiger Hinweis

Die Gedanken, Methoden und Anregungen in diesem Buch stellen die Meinung bzw. Erfahrung der Verfasser dar. Sie wurden von den Autoren nach bestem Wissen erstellt und mit größtmöglicher Sorgfalt geprüft. Sie bieten jedoch keinen Ersatz für kompetenten medizinischen Rat. Jede Leserin, jeder Leser ist für das eigene Tun und Lassen auch weiterhin selbst verantwortlich. Weder Autoren noch Verlag können für eventuelle Nachteile oder Schäden, die aus den im Buch gegebenen praktischen Hinweisen resultieren, eine Haftung übernehmen.

100 JAHRE GANSKE VERLAGSGRUPPE

Programmleitung: Ulrich Ehrlenspiel

Redaktion: Anja Schmidt

Lektorat: Rita Maria Güther

Bildredaktion: Henrike Schechter

Fotoproduktion: Nicolas Olonetzky, München

Für die freundliche Unterstützung der Fotoproduktion ein Dankeschön an:
www.abovohome.com
www.benetton.com

Bildnachweis: Tom Roch 4, privat 24, Image Source 12, Corbis 41, 114, 80, Getty 60, 128, Stock Food 63, Mauritius 88, Getty 101, Photodisc 119, U3

Layout: independent Medien-Design, Claudia Ehrl

Herstellung: Petra Roth

Satz: Knipping Werbung GmbH, Berg/Starnberg

Lithos: Repro Ludwig, Zell am See

Druck: Firmengruppe APPL, aprinta druck, Wemding

Bindung: Firmengruppe APPL, sellier druck, Freising

Die **GU-Homepage** finden Sie unter **www.gu-online.de**

ISBN (10) 3-8338-0436-X
ISBN (13) 978-3-8338-0436-6

1. Auflage 2007

DAS ORIGINAL GU MIT GARANTIE

DAS ORIGINAL MIT GARANTIE

Ihre Meinung ist uns wichtig. Deshalb möchten wir Ihre Kritik, gerne aber auch Ihr Lob erfahren. Um als führender Ratgeberverlag für Sie noch besser zu werden. Darum: Schreiben Sie uns! Wir freuen uns auf Ihre Post und wünschen Ihnen viel Spaß mit Ihrem GU-Ratgeber.

Unsere Garantie: Sollte ein GU-Ratgeber einmal einen Fehler enthalten, schicken Sie uns das Buch mit einem kleinen Hinweis und der Quittung innerhalb von sechs Monaten nach dem Kauf zurück. Wir tauschen Ihnen den GU-Ratgeber gegen einen anderen zum gleichen oder zu einem ähnlichen Thema um.

GRÄFE UND UNZER VERLAG
Redaktion Körper & Seele
Postfach 86 03 25
81630 München
Fax: 089/41981-113
E-Mail: leserservice@graefe-und-unzer.de

Umwelthinweis

Dieses Buch wurde auf chlorfrei gebleichtem Papier gedruckt. Um Rohstoffe zu sparen, haben wir auf Folienverpackung verzichtet.

GRÄFE UND UNZER

Ein Unternehmen der
GANSKE VERLAGSGRUPPE

Praktisch & fundiert

Besser leben – mit dem Ratgeber Gesundheit

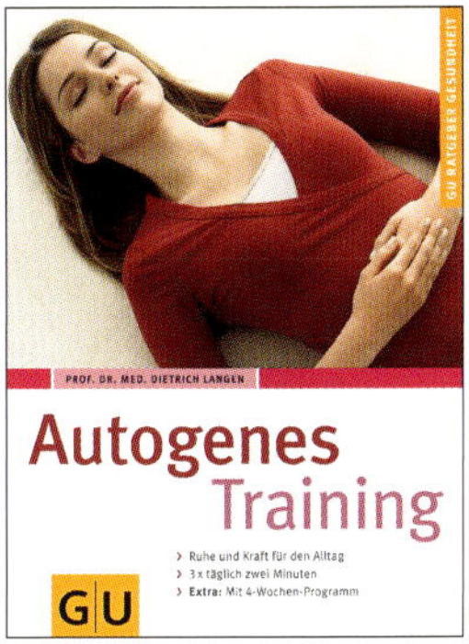

ISBN (10) 3-7742-7416-9
ISBN (13) 978-3-7742-7416-7
128 Seiten

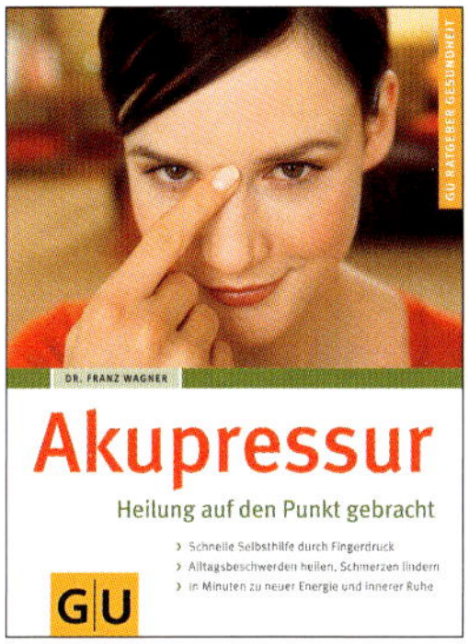

ISBN (10) 3-8338-0213-X
ISBN (13) 978-3-8338-0213-3
128 Seiten

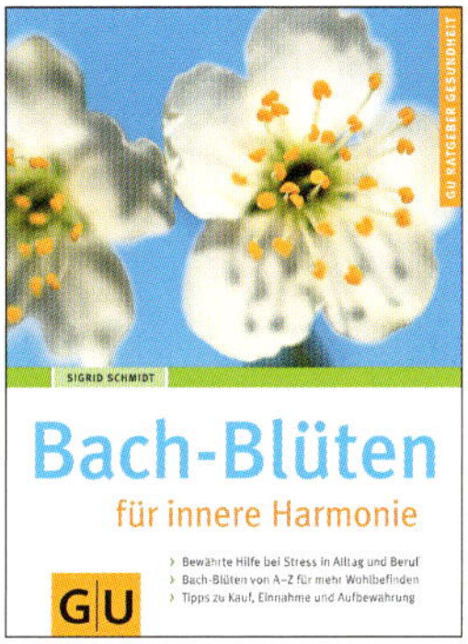

ISBN (10) 3-7742-6427-9
ISBN (13) 978-3-7742-6427-4
128 Seiten

Preis je Band: 12,90 € [D]

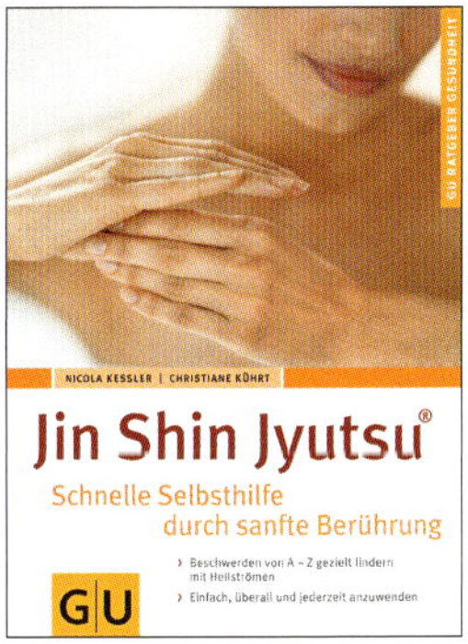

ISBN (10) 3-7742-6740-5
ISBN (13) 978-3-7742-6740-4
128 Seiten

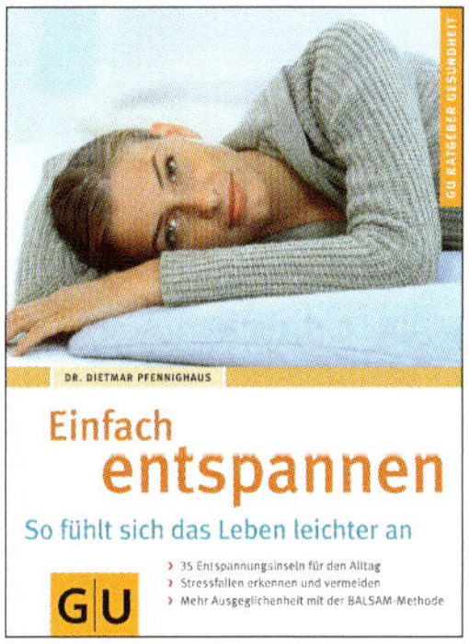

ISBN (10) 3-7742-6046-X
ISBN (13) 978-3-7742-6046-7
128 Seiten

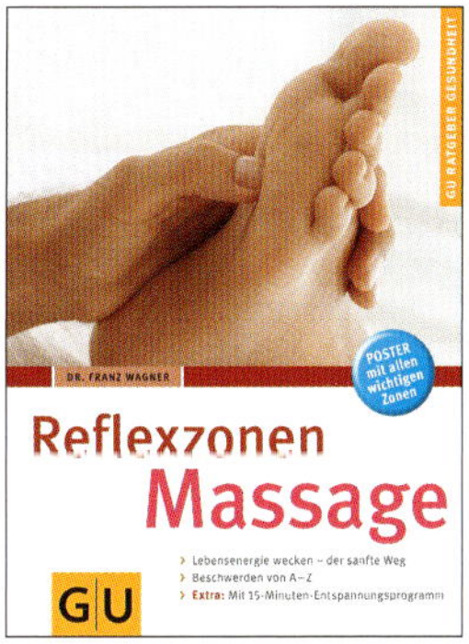

ISBN (10) 3-7742-6690-5
ISBN (13) 978-3-7742-6690-2
128 Seiten

Das macht sie so besonders:

Kompetent – zu jedem Thema ein Top-Experte

Praktisch – zu Hause schnell und sicher umsetzbar

Klar – eingeteilt in Einführung, Praxis und Service

G|U

Willkommen im Leben.

Änderungen und Irrtum vorbehalten.

Das Wichtigste auf einen Blick

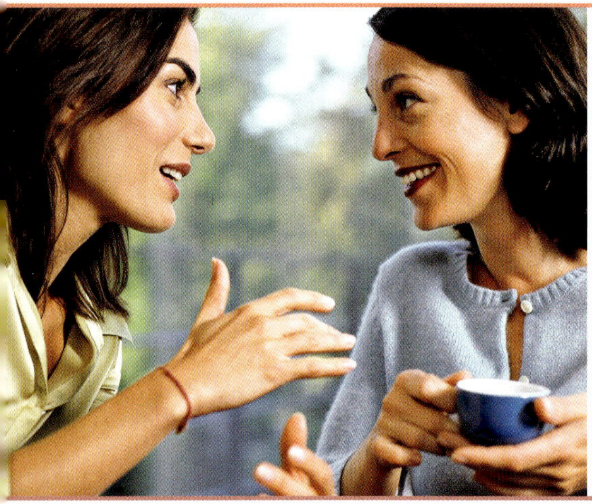

ANDEREN HELFEN HAT GRENZEN

Respektieren Sie die Grenzen anderer Menschen, wenden Sie EFT mit Achtsamkeit, gesundem Menschenverstand und möglichst erst nach eigenen Erfahrungen und mit entsprechenden Vorkenntnissen bei anderen Menschen an. Seien Sie kreativ und spielerisch, dann funktioniert es am besten.

Wenn's mal nicht klappt

Wenn Sie mit EFT nicht weiterkommen sollten, schreiben Sie auf, was Sie hindern könnte und welche Gefühle diese einzelnen Dinge in Ihnen auslösen. Klopfen Sie alle Aspekte auf null (siehe Stress-Skala Seite 29). Bleiben Sie am Ball, seien Sie beharrlich und präzise, klopfen Sie zu verschiedenen Zeiten, seien Sie ehrlich zu sich selbst und nehmen Sie im Zweifelsfall die Hilfe eines EFT-erfahrenen Therapeuten in Anspruch.

DIE PSYCHE SOFORT ENTLASTEN

Klopfen Sie möglichst sofort alles, was in Ihnen ein unangenehmes oder belastendes Gefühl hervorruft, sei es emotional oder körperlich. Kneifen Sie zumindest – je nach Situation unauffällig – den Handkantenpunkt. Warten Sie nicht erst auf einen vermeintlich günstigeren Zeitpunkt. So, wie Sie sich sofort die Hände waschen, wenn sie schmutzig sind, so sollten Sie auch Ihre Psyche sofort »reinigen«, wenn Sie etwas belastet.

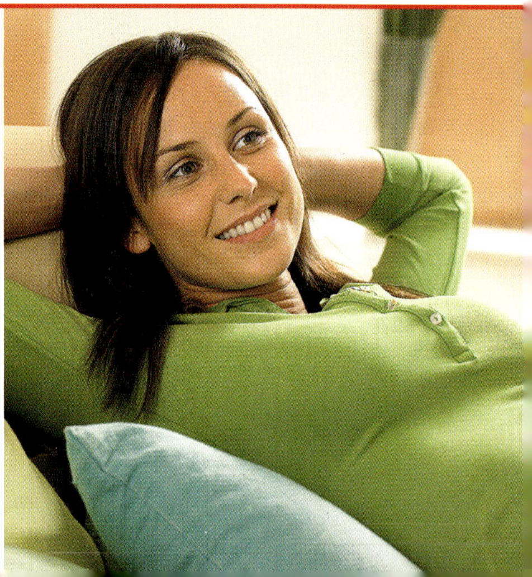